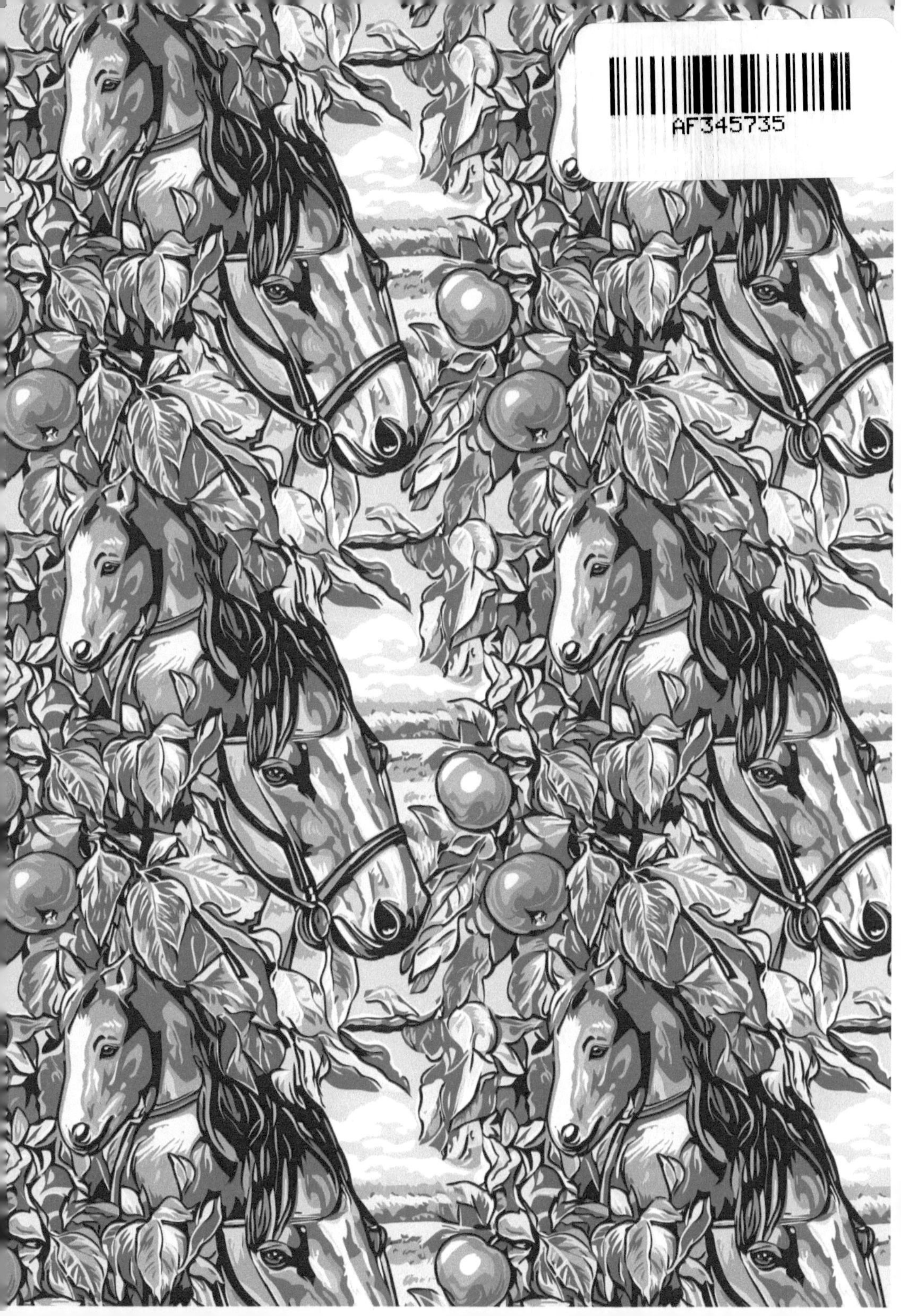
AF345735

Índice

Artemis Saage

Saúde Equina:
Guia Completo de Anatomia e Cuidados com Equinos

Aprenda sobre anatomia equina, tratamentos naturais, primeiros socorros e treinamento físico para manter seu cavalo saudável

216 Fontes
64 Fotos / Gráficos
21 Ilustrações

© 2024 Saage Media GmbH

Todos os direitos reservados

Impressão legal

Saage Media GmbH
c/o SpinLab – The HHL Accelerator
Spinnereistraße 7
04179 Leipzig, Germany
E-Mail: contact@SaageMedia.com
Web: SaageMedia.com
Commercial Register: Local Court Leipzig, HRB 42755 (Handelsregister: Amtsgericht Leipzig, HRB 42755)
Managing Director: Rico Saage (Geschäftsführer)
VAT ID Number: DE369527893 (USt-IdNr.)

Editora: Saage Media GmbH
Publicação: 12.2024
Design da capa: Saage Media GmbH
ISBN Capa mole: 978-3-384-44546-9
ISBN Ebook: 978-3-384-44547-6

Legal / Avisos

Todos os direitos reservados. Nenhuma parte deste livro pode ser reproduzida, armazenada ou transmitida sem a permissão por escrito da editora.
Os links externos e referências às fontes listados neste livro foram verificados no momento da publicação. O autor não tem influência sobre os designs e conteúdos atuais e futuros das páginas vinculadas. O fornecedor do site vinculado é o único responsável por conteúdos ilegais, incorretos ou incompletos, bem como por danos decorrentes do uso ou não uso das informações, não quem se refere à respectiva publicação através de links. Todas as fontes externas utilizadas estão listadas na bibliografia. Apesar do cuidadoso controle de conteúdo, não assumimos responsabilidade pelo conteúdo de fontes externas. Os operadores das fontes citadas são os únicos responsáveis pelo seu conteúdo. Imagens e fontes de terceiros são marcadas como tal. A reprodução, processamento, distribuição e qualquer tipo de exploração fora dos limites dos direitos autorais requerem o consentimento por escrito do respectivo autor ou criador.
As referências e citações contidas neste livro foram cuidadosamente pesquisadas e reproduzidas em seu sentido essencial. A interpretação e apresentação do conteúdo citado reflete o entendimento do autor e não necessariamente corresponde à intenção ou opinião dos autores originais. No caso de citações contextuais, as mensagens principais das fontes originais foram incorporadas ao contexto desta obra de acordo com o melhor conhecimento e consciência, podendo, no entanto, divergir das formulações e nuances de significado originais devido à transferência e simplificação. Todas as fontes utilizadas estão completamente listadas na bibliografia e podem ser consultadas em sua forma original. A responsabilidade pela interpretação e contextualização do conteúdo citado é do autor deste livro. Para questões científicas e informações detalhadas, recomenda-se consultar as fontes originais. O autor se esforçou para apresentar questões científicas complexas de forma compreensível ao público geral. Neste processo, simplificações e generalizações não podem ser excluídas. Não é possível garantir a precisão técnica e a completude das apresentações simplificadas. A reprodução contextual de citações e conhecimentos científicos é feita de acordo com o melhor conhecimento e consciência, observando o direito de citação conforme § 51 da Lei de Direitos Autorais. Na simplificação, transferência e possível tradução de conteúdo científico para uma linguagem mais acessível, nuances de significado e detalhes técnicos podem ser perdidos. Para fins acadêmicos e uso como referência científica, recomenda-se expressamente recorrer às fontes originais. A apresentação simplificada serve exclusivamente para informação de natureza popular científica.
As informações contidas neste livro sobre saúde equina, terapia para cavalos e fitoterapia foram cuidadosamente pesquisadas e compiladas com o melhor conhecimento e consciência. No entanto, erros não podem ser completamente excluídos. Os métodos de tratamento, abordagens terapêuticas e aplicações de ervas apresentadas não substituem a consulta a um veterinário ou a outros terapeutas equinos qualificados. Em caso de problemas de saúde do seu cavalo, você deve sempre procurar um médico veterinário. O autor e a editora não assumem responsabilidade por danos à saúde ou outros danos que possam resultar da aplicação dos métodos, terapias ou ervas medicinais descritas. O uso das informações é por conta e risco do usuário. Por favor, note que os conhecimentos e métodos de tratamento veterinários estão em constante evolução. As informações neste livro correspondem ao estado do conhecimento no momento da impressão. Algumas das plantas medicinais descritas podem ser tóxicas se mal aplicadas ou dosadas. A preparação e aplicação de ervas medicinais devem ser feitas apenas após consulta com profissionais qualificados. Os nomes de marcas e produtos utilizados são propriedade de seus respectivos proprietários, mesmo que isso não esteja especificamente indicado. Referências a estudos científicos e literatura adicional podem ser encontradas no apêndice do livro.
Este livro foi criado usando inteligência artificial e outras ferramentas. Entre outras coisas, foram utilizadas ferramentas para pesquisa e geração de ilustrações decorativas. Apesar das verificações, os erros não podem ser completamente descartados. Gostaríamos de enfatizar que o uso de IA serve como uma ferramenta de suporte para proporcionar aos nossos leitores uma experiência de leitura de alta qualidade e inspiradora.
Este livro foi traduzido do alemão. Desvios do original ou erros de tradução não podem ser completamente descartados. Todas as fontes citadas no livro estão disponíveis em inglês. Não nos responsabilizamos por quaisquer imprecisões ou mal-entendidos de conteúdo que possam surgir através da tradução.

Queridos leitores,

agradeço de coração por terem escolhido este livro. Com a vossa escolha, não só me deram a vossa confiança, mas também parte do vosso precioso tempo. Agradeço muito.

A saúde do seu cavalo é a base para sucessos conjuntos e uma convivência harmoniosa. Este manual prático combina conhecimento veterinário sólido com métodos de cura naturais comprovados. Desde a anatomia detalhada do aparelho locomotor até instruções concretas para medidas de primeiros socorros, você terá uma visão abrangente da saúde equina. Beneficie-se da combinação de descobertas da medicina convencional com métodos de tratamento alternativos, como fitoterapia e kinesiotape. O livro transmite conhecimento prático sobre a prevenção e tratamento de queixas comuns - desde o fortalecimento muscular até o suporte direcionado do aparelho locomotor. Com este guia, você desenvolverá uma compreensão mais profunda das inter-relações físicas do seu cavalo e poderá reconhecer problemas de saúde mais cedo. Fortaleça sua competência em cuidados equinos e construa uma base de conhecimento valiosa para o cuidado ideal do seu parceiro de quatro patas.

Desejo-lhe agora uma leitura inspiradora e esclarecedora. Se você tiver sugestões, críticas ou perguntas, agradeço seu feedback. Somente através da troca ativa com você, o leitor, as futuras edições e obras podem se tornar ainda melhores. Mantenha-se curioso!

Artemis Saage
Saage Media GmbH

- support@saagemedia.com
- Spinnereistraße 7 - c/o SpinLab – The HHL Accelerator, 04179 Leipzig, Germany

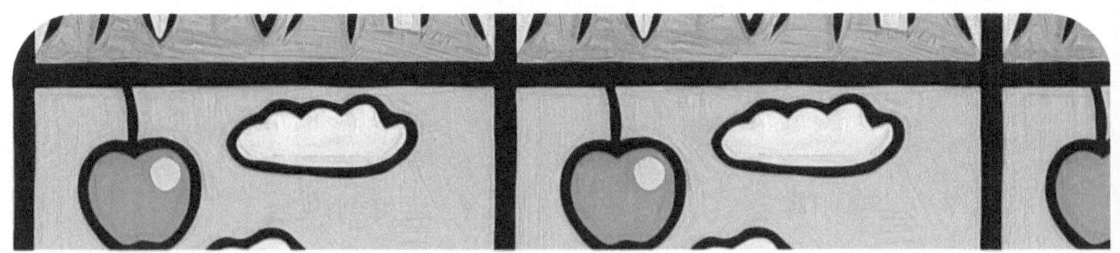

Introdução

Para proporcionar a melhor experiência de leitura possível, gostaríamos de familiarizá-lo com as principais características deste livro. Os capítulos estão organizados em uma sequência lógica, permitindo que você leia o livro do início ao fim. Ao mesmo tempo, cada capítulo e subcapítulo foi projetado como uma unidade independente, para que você também possa ler seletivamente seções específicas que sejam de particular interesse. Cada capítulo é baseado em pesquisa cuidadosa e inclui referências completas. Todas as fontes estão diretamente vinculadas, permitindo que você se aprofunde no assunto se estiver interessado. As imagens integradas no texto também incluem citações de fonte apropriadas e links. Uma visão geral completa de todas as fontes e créditos de imagens pode ser encontrada no apêndice vinculado. Para transmitir efetivamente as informações mais importantes, cada capítulo conclui com um resumo conciso. Os termos técnicos estão sublinhados no texto e são explicados em um glossário vinculado colocado diretamente abaixo. Para acesso rápido ao conteúdo online adicional, você pode escanear os códigos QR com seu smartphone.

Materiais bônus adicionais em nosso site
Em nosso site, disponibilizamos os seguintes materiais exclusivos:

- Conteúdo bônus e capítulos adicionais
- Um resumo geral compacto
- Um arquivo PDF com todas as referências
- Recomendações adicionais de leitura

O site está atualmente em construção.

SaageBooks.com/pt/saude_equina-bonus-23M35P

1. Anatomia e Fisiologia do Cavalo

Como funciona o corpo de um cavalo e o que o torna tão especial? Esta questão preocupa tanto proprietários de cavalos, veterinários quanto cientistas. O organismo do cavalo é uma fascinante interação de diferentes sistemas - desde o poderoso aparelho locomotor até o trato digestivo altamente especializado e o sistema hormonal finamente ajustado. Enquanto a evolução moldou o cavalo como um animal de fuga resistente, hoje impomos demandas completamente diferentes a nossos parceiros de quatro patas. Seja como cavalo de esporte, companheiro de lazer ou cavalo de terapia - compreender as bases anatômicas e fisiológicas é essencial para uma criação adequada, treinamento e cuidados médicos. Como o corpo do cavalo reage a diferentes cargas? Qual é o papel dos hormônios e dos processos metabólicos para a saúde e o desempenho? E como podemos prevenir doenças? As respostas a essas perguntas estão na análise detalhada dos diferentes sistemas orgânicos e suas interações. Somente quem compreende os fundamentos pode reconhecer precocemente os sinais de doenças e reagir de forma adequada. Os capítulos a seguir oferecem uma visão fundamentada da complexa anatomia e fisiologia do cavalo - desde os fundamentos até as descobertas científicas atuais. Este conhecimento forma a base para todos os outros aspectos da saúde equina.

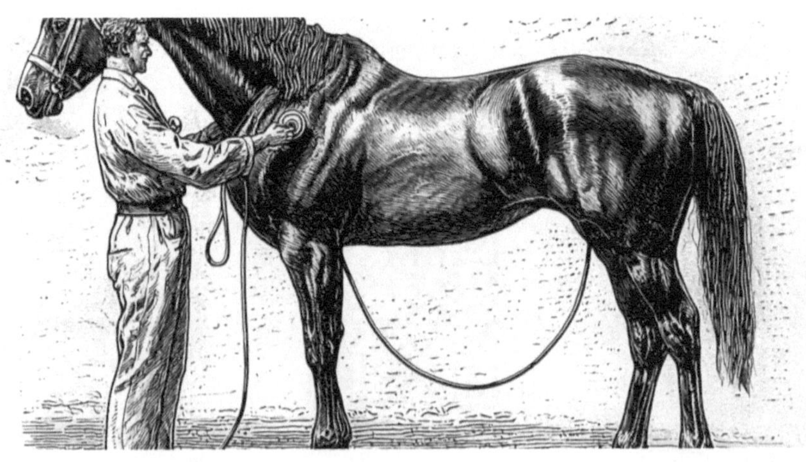

1. 1. Sistema Locomotor

aparelho locomotor do cavalo é um sistema altamente complexo de ossos, músculos, tendões e ligamentos, que se adaptou perfeitamente às exigências de um animal de fuga ao longo de milhões de anos. Como conseguem esses animais, que pesam cerca de 500 kg, mover-se de forma poderosa e elegante? Quais mecanismos lhes permitem pastar por horas e, no momento seguinte, fugir rapidamente? As respostas residem na construção especial do aparelho locomotor equino: desde o sofisticado mecanismo do casco até a coluna vertebral elástica, passando pelos poderosos músculos e tendões. Compreender essas inter-relações anatômicas e fisiológicas é fundamental para todos que trabalham com cavalos - seja como proprietário, treinador ou terapeuta. Pois somente quem conhece o funcionamento do aparelho locomotor pode identificar problemas precocemente e prevenir por meio de medidas adequadas. Os capítulos seguintes iluminam os componentes individuais do aparelho locomotor em detalhes e mostram quão estreitamente sua interação está ligada à saúde do cavalo.

„Doenças musculoesqueléticas são o diagnóstico mais comum na medicina equina, sendo que os processos de cicatrização muitas vezes não levam a uma regeneração completa, mas sim à formação de tecido cicatricial de qualidade inferior.“

1. 1. 1. Estrutura do esqueleto e estrutura óssea

esqueleto do cavalo é um exemplo fascinante da perfeita adaptação à velocidade e à força. A estrutura óssea é particularmente rica em <u>colágeno</u>, uma proteína que confere ao osso tanto estabilidade quanto uma certa elasticidade [s1]. Essa composição especial permite que os cavalos absorvam enormes cargas durante o movimento. Os proprietários devem, portanto, prestar especial atenção a uma adequada oferta de cálcio, especialmente na fase de crescimento dos jovens cavalos, pois isso é fundamental para um desenvolvimento ósseo saudável. A estrutura do colágeno no osso do cavalo muda significativamente ao longo da vida. Em cavalos jovens, observa-se uma disposição muito densa e altamente organizada das fibrilas de colágeno, que se torna mais solta e menos estruturada com o aumento da idade [s1]. Isso explica por que cavalos mais velhos são frequentemente mais suscetíveis a problemas ósseos e devem ser treinados de forma mais cuidadosa. Um componente particularmente importante do sistema locomotor é a cartilagem articular (CA), que reveste as extremidades das articulações [s2]. Essa cartilagem especial é composta por três zonas, cada uma com funções diferentes. A zona superficial permite movimentos com baixo atrito, com fibrilas de colágeno dispostas paralelamente. Abaixo, encontra-se a zona média com fibras orientadas aleatoriamente, enquanto na zona profunda as fibrilas correm perpendicularmente à superfície articular. Essa arquitetura elaborada, também chamada de <u>arquitetura de Benninghoff</u>, se desenvolve durante a fase de maturação do cavalo [s2]. O <u>suspensorium</u>, um ligamento tendinoso evoluído do músculo interósseo médio, desempenha um papel central na estabilização da articulação do casco [s3]. Ele previne a hiperextensão excessiva e é, portanto, essencial para a saúde das extremidades. Curiosamente, a proporção muscular no suspensorium difere entre os membros anteriores e posteriores, com os membros anteriores apresentando uma disposição muscular em forma de C e os membros posteriores uma disposição linear [s3]. Para os treinadores, é importante saber que os Standardbreds têm uma maior proporção muscular no suspensorium do que os Puro Sangue, o que deve ser considerado na elaboração do treinamento. As propriedades biomecânicas da cartilagem articular estão intimamente ligadas à sua composição [s2]. Durante o movimento, a cartilagem distribui e reduz as cargas que ocorrem. Para cumprir essa função de forma ideal, ela contém, além de colágeno, também proteoglicanos e condrócitos. Os cavaleiros devem, portanto, prestar especial atenção a um treinamento progressivo, especialmente em cavalos jovens, pois a estrutura da cartilagem se desenvolve completamente apenas durante a maturação. Para a prática, isso significa que, especialmente na formação de jovens cavalos, deve-se observar um aumento gradual da carga, a fim de dar ao tecido esquelético e cartilaginoso tempo para se adaptar. O movimento regular, mas moderado, é mais importante do que sessões de treinamento intensivas. Em cavalos mais velhos, a diminuição da estabilidade da estrutura do colágeno deve ser considerada por meio de um treinamento adaptado e, se necessário, medidas de suporte, como suplementos articulares. A manutenção da saúde do sistema locomotor também requer uma dieta equilibrada com minerais e oligoelementos suficientes. Especialmente em fases de crescimento e em cavalos mais velhos, uma oferta adequada de substâncias que promovem a formação óssea é essencial para a preservação da saúde esquelética.

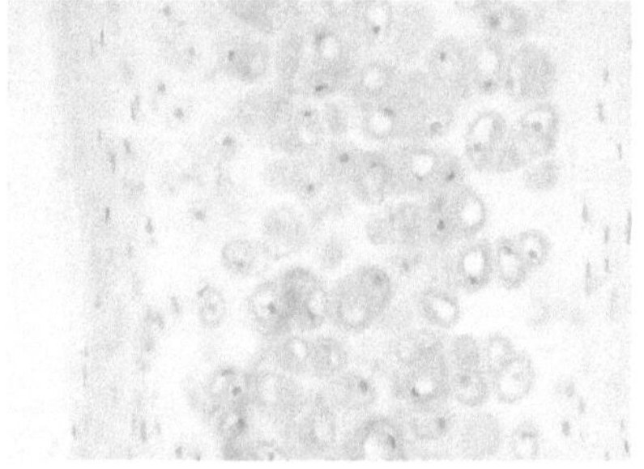

Chondrozyten [i1]

Glossário

Arquitetura de Benninghoff
Um princípio de construção tridimensional da cartilagem articular
que garante uma distribuição de pressão e estabilidade ótimas
devido à sua disposição especial de fibras.

Colágeno
Uma proteína fibrosa que é a principal proteína estrutural do corpo e
representa cerca de 30% da proteína total. É a principal responsável
pela resistência à tração dos tecidos.

Condócito
Células especializadas que vivem em pequenas cavidades no tecido
cartilaginoso e são responsáveis pela produção e manutenção da
substância cartilaginosa.

Proteoglicano
Moléculas complexas compostas de proteínas e cadeias de açúcares
que podem reter água como uma esponja, conferindo elasticidade e
resistência à compressão ao tecido.

Suspensorium
Também conhecido como suporte do casco, é composto de tecido
elástico e é responsável pela amortização da perna do cavalo a cada
passo.

1. 1. 2. Musculatura e Tendões

A musculatura e o tecido tendinoso do cavalo formam um sistema complexo, que é fundamental para o movimento, força e desempenho. Especialmente os <u>músculos paravertebrais</u> ao longo da coluna vertebral desempenham um papel central na saúde das costas e podem ser sobrecarregados por lesões nos membros ou na coluna vertebral [s4]. Isso demonstra a estreita conexão entre diferentes regiões do corpo no sistema locomotor do cavalo. As doenças musculoesqueléticas representam o diagnóstico mais comum na medicina equina [s5]. O problema é que os processos de cicatrização muitas vezes não levam a uma regeneração completa, resultando em tecido cicatricial de baixa qualidade. Isso explica a alta taxa de lesões recorrentes e sublinha a importância de medidas preventivas. Os proprietários de cavalos devem, portanto, estar atentos aos primeiros sinais de restrições de movimento ou mudanças de comportamento que possam indicar problemas musculares. O desenvolvimento e a manutenção da saúde do <u>sistema musculoesquelético</u> são significativamente influenciados pelo fator de transcrição <u>Sox9</u> [s6]. Este fator controla o desenvolvimento de músculos, tendões e ossos. A falta de expressão de Sox9 pode levar a um subdesenvolvimento desses tecidos. Para a prática, isso significa que, especialmente na criação e no treinamento de jovens cavalos, deve-se prestar atenção ao desenvolvimento equilibrado de todas as estruturas. Uma abordagem de treinamento sistemática com fases de regeneração adequadas é essencial. Na diagnose e tratamento de distúrbios musculoesqueléticos, a quiropraxia se estabeleceu como um método complementar eficaz [s7]. Ela pode ajudar a restaurar o movimento normal das articulações e relaxar a musculatura tensa. Os proprietários devem prestar atenção às qualificações adequadas ao escolher um quiropraxista e sempre realizar o tratamento em consulta com o veterinário responsável. Disfunções vertebrais frequentemente se manifestam por dores locais e tensões musculares [s4]. Um sinal típico é a mobilidade restrita de certas partes do corpo. Cavaleiros podem notar isso frequentemente por meio de um movimento assimétrico ou resistência em certos exercícios. Nesses casos, uma investigação minuciosa por um especialista é indicada para evitar danos crônicos.

A alta taxa de lesões musculoesqueléticas afeta não apenas cavalos de esporte, mas também cavalos de lazer [s5]. Para prevenir isso, deve-se prestar atenção a uma carga equilibrada. Isso significa, concretamente:
- Treinamento regular, mas moderado
- Fases adequadas de aquecimento e resfriamento
- Variação das sessões de treinamento
- Verificação regular do equipamento quanto ao ajuste correto
- Condições de solo adequadas durante o treinamento

Os mecanismos de regeneração tecidual, ainda não totalmente compreendidos [s5], destacam a importância da prevenção. Uma gestão de treinamento bem pensada, que considere as necessidades individuais e o nível de treinamento do cavalo, é a chave para o sucesso. Além disso, devem ser planejadas consultas regulares com profissionais qualificados para identificar e tratar potenciais problemas precocemente.

Glossário

paravertebral
Refere-se aos músculos que correm ao longo da coluna vertebral, importantes para a estabilização e movimento da coluna

musculoesquelético
Refere-se à interação entre músculos, ossos, tendões, ligamentos e articulações como uma unidade funcional

Sox9
Uma proteína que atua como um interruptor genético e, especialmente no desenvolvimento embrionário, controla a formação de tecido cartilaginoso e ósseo

1. 1. 3. Mecanismo do casco

O mecanismo do casco do cavalo é um exemplo fascinante da perfeita adaptação a altas cargas. Como um sistema biomecânico complexo, o casco é composto por várias estruturas que, em conjunto, podem absorver grandes forças e utilizar energia para o movimento para frente [s8]. A parede externa do casco, que não contém vasos sanguíneos ou nervos, suporta o peso do cavalo e protege as estruturas internas [s9]. Ela é coberta por uma camada de proteção especial que previne a evaporação excessiva da umidade. Na ausência dessa camada, podem ocorrer secura e fissuras - um problema comum em cavalos domesticados. Os proprietários de cavalos devem, portanto, verificar regularmente o equilíbrio de umidade dos cascos e, se necessário, usar produtos adequados para cuidados com os cascos. Um elemento central do mecanismo do casco é a expansão e contração do casco durante o movimento [s10]. A cada impacto, o casco se expande lateralmente, o que é possibilitado pelo almofada digital

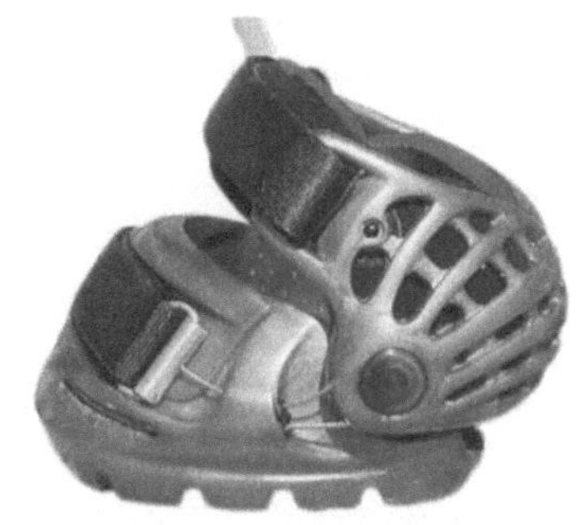

Botas para cascos [i2]

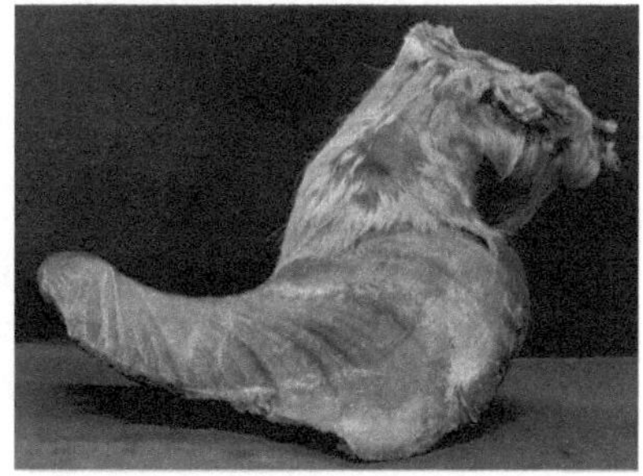

Crescimento do casco [i3]

e pelos cartilagens laterais. Essa flexibilidade é essencial para a absorção de choques. Na prática, isso significa que ferraduras muito apertadas ou rígidas podem restringir esse movimento natural. Os ferreiros devem considerar isso ao escolher e aplicar as ferraduras. A rã desempenha um papel especial no mecanismo do casco [s8]. Ela não apenas absorve choques, mas também apoia a circulação sanguínea do casco. A pressão sobre a rã comprime os vasos sanguíneos, funcionando como uma bomba natural e estimulando a circulação sanguínea na perna [s11]. Uma rã saudável e bem desenvolvida é, portanto, importante para a saúde geral do casco. Os proprietários de cavalos devem ter cuidado ao cuidar dos cascos para que a rã não seja cortada em excesso nem danificada por cama constantemente úmida. Pesquisas científicas mostraram que o casco não ferrado absorve vibrações melhor do que o ferrado [s12]. O uso de ferraduras reduz a absorção natural e aumenta a transmissão de choques para a primeira falange. Isso sublinha a importância de uma consideração cuidadosa sobre se e como um cavalo deve ser ferrado. Métodos alternativos, como botas para cascos, podem ser uma opção sensata em alguns casos. O crescimento do casco é normalmente de cerca de 0,6 a 1 cm por mês [s13]. Curiosamente, experimentos com placas de vibração de corpo inteiro mostraram que estas não podem acelerar significativamente o crescimento do casco [s11]. Para a prática, isso significa que cuidados regulares com os cascos a cada 6-8 semanas são ideais para a maioria dos cavalos. A sola do casco forma uma importante barreira de proteção entre o solo e as estruturas internas [s14]. A borda da coroa, responsável pelo crescimento da parede do casco, é altamente vascularizada e deve ser protegida contra lesões. A parede interna do casco, com suas lamelas, garante a conexão estável entre a parede do casco e o osso do casco - uma separação dessa conexão pode levar a problemas graves [s13].

Para os proprietários de cavalos, é importante entender que o mecanismo do casco só pode funcionar de forma ideal se todos os componentes estiverem saudáveis e puderem operar naturalmente. Isso significa na prática:
- Cuidados profissionais regulares com os cascos
- Movimento adequado em diferentes superfícies
- Cama limpa e seca
- Alimentação equilibrada para um crescimento saudável do casco
- Verificações regulares em busca de sinais de problemas, como fissuras ou podridão

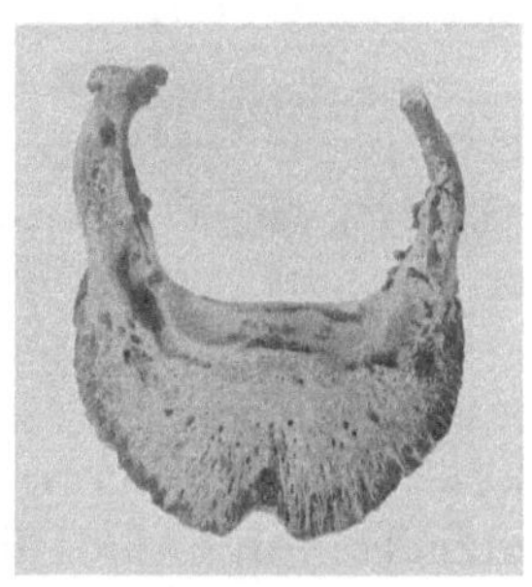

Hufpflege [i4]

Glossário

Falange

Um osso da extremidade do cavalo, que faz parte dos ossos dos dedos. O cavalo tem três falanges por perna, que, junto com outros ossos, formam o aparelho digital.

Lamelas

Estruturas de tecido em forma de folha no casco, dispostas como dedos entrelaçados e que garantem a suspensão estável do osso do casco na cápsula córnea.

1. 1. 4. Função da coluna vertebral

A coluna vertebral do cavalo é uma obra-prima da evolução e desempenha várias funções vitais simultaneamente. Com suas cinco seções características - 7 vértebras cervicais, 18 vértebras torácicas, 6 vértebras lombares, 5 vértebras sacrais e um número variável de vértebras caudais - ela forma o órgão central do sistema locomotor [s15]. Sua importância vai muito além da função de suporte. Uma das principais funções da coluna vertebral é a proteção da medula espinhal, a partir da qual a inervação de todo o corpo é coordenada [s15]. As diferentes formas e orientações das vértebras permitem uma interação complexa de vários tipos de movimento. Para os cavaleiros, é importante entender que a mobilidade ao longo da coluna não é distribuída uniformemente - a região cervical apresenta a maior flexibilidade, enquanto a região lombar é significativamente menos móvel [s16]. Os profundos juxta-vertebrais músculos desempenham um papel crucial na estabilidade da coluna vertebral. Esses músculos altamente inervados cercam várias vértebras consecutivas e permitem um ajuste contínuo da posição da coluna [s16]. Na prática, isso significa que uma musculatura dorsal bem desenvolvida é essencial para a saúde da coluna vertebral. Portanto, os cavaleiros devem prestar especial atenção a uma ginástica equilibrada desses grupos musculares. Particularmente interessante é o sofisticado sistema de ligamentos da coluna vertebral. Ele permite que o cavalo abaixe a cabeça sem precisar empregar constantemente força muscular [s16]. Isso explica por que os cavalos podem pastar relaxadamente com a cabeça baixa por longos períodos. Ao mesmo tempo, esse sistema de ligamentos proporciona uma conexão biomecânica entre a frente e a traseira. Pesquisas científicas mostraram que os movimentos da coluna vertebral entre linhas retas e curvas diferem significativamente. Ao trabalhar em um círculo, a flexão lateral da coluna aumenta em cerca de 3,6-3,75° [s17]. Essa descoberta é especialmente relevante para o treinamento: os cavaleiros devem se certificar de treinar ambas as mãos de maneira equilibrada para evitar sobrecargas unilaterais.

A coluna lombar merece atenção especial, pois deve garantir tanto estabilidade quanto flexibilidade. As cinco vértebras móveis permitem movimentos em diferentes planos, enquanto os discos intervertebrais entre as vértebras atuam como amortecedores naturais [s18]. Para a prática de treinamento, isso significa que exercícios para mobilização e estabilização dessa região são particularmente importantes. Os <u>movimentos dorsoventrais</u>

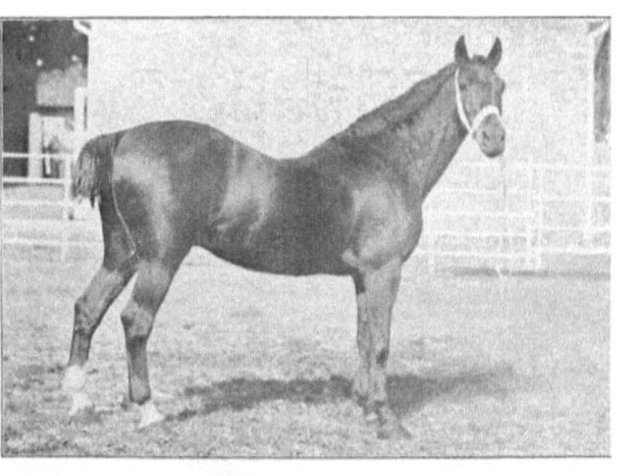

coluna lombar [i5]

das <u>articulações intervertebrais toracolombares</u> seguem um padrão de movimento específico, que pode ser descrito como rotação em torno do centro do <u>corpo vertebral caudal</u> [s19]. Essa compreensão biomecânica ajuda na compreensão de problemas nas costas e na sua prevenção direcionada.

Para proprietários e treinadores de cavalos, isso resulta em importantes consequências práticas:
- Controle regular da musculatura dorsal para tensões
- Construção sistemática da capacidade de carga por meio de treinamento adaptado
- Trabalho equilibrado em ambas as mãos
- Integração de exercícios de alongamento no treinamento diário
- Consideração das limitações individuais de mobilidade
- Controle regular por profissionais qualificados

A manutenção da saúde da coluna vertebral requer uma compreensão profunda de sua função e um treinamento adequadamente adaptado. Somente quando todas as estruturas envolvidas - ossos, músculos, ligamentos e nervos - trabalham em conjunto de forma ideal, o cavalo pode desenvolver sua plena capacidade de desempenho e permanecer saudável a longo prazo.

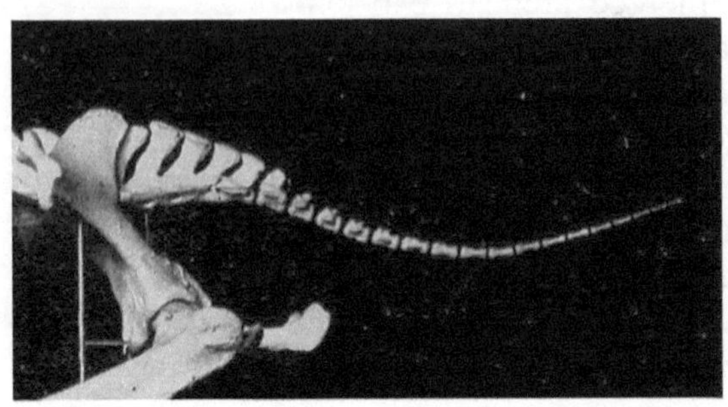

kaudalen Wirbelkörpers [i6]

Glossário

thorakolumbal
Refere-se à área de transição entre a coluna torácica e a lombar. Esta área é particularmente relevante para a transmissão de força entre a frente e a traseira.

kaudal
Designação anatômica para 'localizado em direção à cauda'. Na coluna vertebral, refere-se à direção para trás em direção à cauda do cavalo.

juxta-vertebral
Refere-se a estruturas que estão localizadas diretamente ao lado da coluna vertebral. Essa designação anatômica vem do latim, onde 'juxta' significa 'ao lado' ou 'perto de'.

dorsoventral
Descreve a direção do dorso (dorsal) para o abdômen (ventral) ou vice-versa. Este eixo de movimento é especialmente importante para o movimento de subida e descida do dorso do cavalo.

- O colágeno no osso do cavalo apresenta uma disposição altamente organizada das fibrilas em animais jovens, que se torna mais solta com a idade. A cartilagem articular é estruturada em três zonas funcionais, dispostas segundo a arquitetura de Benninghoff. O suspensório apresenta uma maior proporção de músculo em Standardbreds do que em Puro Sangue. Os músculos paravertebrais podem ser sobrecarregados devido a lesões nos membros ou na coluna vertebral. O fator de transcrição Sox9 desempenha um papel crucial no desenvolvimento de músculos, tendões e ossos. A parede do casco não ferrada absorve vibrações melhor do que a ferrada. O frog atua como uma bomba natural para a circulação sanguínea na perna. Placas de vibração de corpo inteiro não têm impacto significativo no crescimento do casco. Os músculos juxta-vertebrais permitem uma adaptação contínua da posição da coluna vertebral. Ao trabalhar em um círculo, a flexão lateral da coluna aumenta em 3,6-3,75°. Os movimentos dorso-ventrais das articulações intervertebrais toracolombares giram em torno do centro do corpo vertebral caudal.

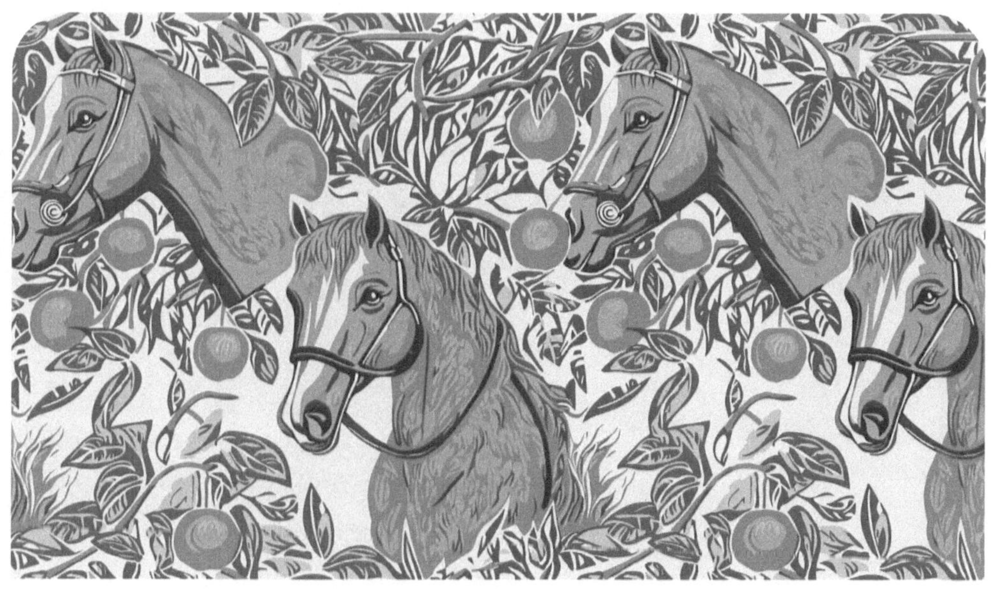

1. 2. Sistemas Orgânicos

s complexos sistemas orgânicos do cavalo formam a base para sua notável capacidade de desempenho e saúde. Mas como esses diferentes sistemas trabalham juntos? Quais adaptações específicas se desenvolveram ao longo da evolução? E qual a importância dessas particularidades para os cuidados diários e o treinamento? Desde a respiração única como respirador nasal obrigatório, passando pelo trato digestivo altamente especializado, até o poderoso sistema cardiovascular - cada sistema orgânico desempenha funções específicas e está em constante interação com os outros sistemas. O sistema nervoso coordena esses processos complexos, enquanto o sistema hormonal garante o ajuste fino das diversas funções corporais. A compreensão desses sistemas orgânicos e suas inter-relações não é apenas relevante para veterinários, mas forma a base para uma criação adequada e uma efetiva prevenção de saúde. As seções a seguir iluminam os diferentes sistemas orgânicos em detalhes e mostram como esse conhecimento pode ser aplicado na prática.

„Como respiradores nasais obrigatórios, os cavalos podem respirar exclusivamente pelo nariz, uma vez que o caminho entre a boca e os pulmões está anatomicamente bloqueado."

1. 2. 1. Órgãos respiratórios

sistema respiratório do cavalo é um sistema orgânico altamente complexo e eficiente, responsável por fornecer ao corpo oxigênio vital e pela eliminação de dióxido de carbono [s20]. Como respiradores obrigatórios pelo nariz, os cavalos podem respirar exclusivamente pelo nariz, uma vez que o caminho entre a boca e os pulmões está anatomicamente bloqueado - uma importante função de proteção que impede que alimentos entrem nos pulmões [s21]. O trato respiratório se divide em uma parte superior e uma parte inferior [s22]. O trato respiratório superior começa com as narinas, que, devido à sua estrutura cartilaginosa móvel, permitem uma captação de ar ideal, especialmente durante esforços intensos [s20]. Portanto, os proprietários de cavalos devem prestar atenção à mobilidade irrestrita das narinas ao examinar seus animais. O ar inalado passa então pelas cavidades nasais com suas conchas nasais, pelos seios nasais, pelo <u>nasofaringe</u> e pela laringe [s23]. Na cavidade nasal, o ar respirado é aquecido, umedecido e filtrado pela mucosa altamente vascularizada [s24]. Este tratamento do ar respirado é essencial para a manutenção da saúde das estruturas pulmonares sensíveis. Os proprietários de estábulos devem, portanto, garantir um ambiente com baixo teor de poeira e boa ventilação, a fim de não sobrecarregar os mecanismos naturais de limpeza. O trato respiratório inferior é composto pela traqueia (<u>traqueia</u>) e pelos pulmões [s23]. A traqueia é um tubo flexível feito de anéis cartilaginosos que se ramifica nos brônquios [s20]. Esta estrutura pode colapsar durante a inalação forçada, razão pela qual uma avaliação veterinária é essencial em caso de problemas respiratórios.

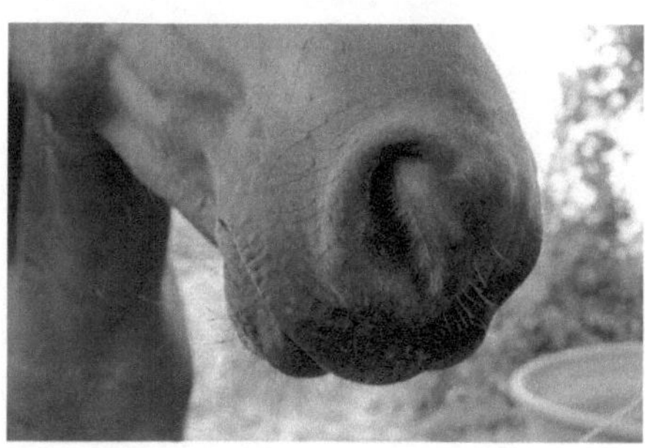

Narinas [i7]

A principal função do pulmão é a troca gasosa nos <u>alvéolos</u>, onde o oxigênio é absorvido pelo sangue e o dióxido de carbono é eliminado [s20]. Esta função é particularmente crucial para o desempenho atlético. Treinadores devem, portanto, sempre considerar possíveis problemas respiratórios ao observar a diminuição do desempenho de seus cavalos. As doenças respiratórias podem se manifestar por diversos sintomas: ruídos respiratórios,

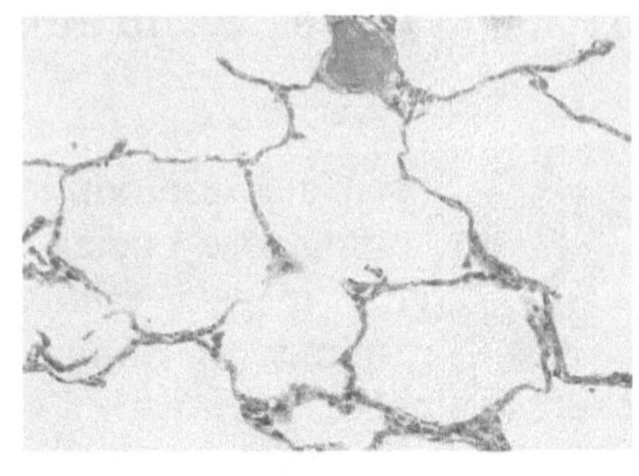

alvéolos [i8]

fraqueza de desempenho, secreção nasal, halitose, inchaços no rosto ou pescoço, falta de apetite, aumento da temperatura corporal e frequência respiratória elevada são sinais de alerta importantes [s22]. Ao notar tais sinais, um veterinário deve ser consultado imediatamente, que pode empregar diversos métodos diagnósticos, como radiografia digital, ultrassom ou endoscopia [s22]. As doenças podem ser de natureza infecciosa (viral ou bacteriana) ou não infecciosa [s23]. Medidas preventivas, como vacinação regular, higiene adequada do estábulo e ventilação apropriada, são, portanto, de grande importância. Os proprietários também devem prestar atenção a uma cama livre de poeira e a feno de alta qualidade e com baixo teor de poeira. A musculatura respiratória, composta pelo diafragma e pelos músculos intercostais, é controlada pelo sistema nervoso autônomo [s20]. Uma frequência respiratória saudável em repouso para cavalos adultos é de 8 a 16 respirações por minuto. Os proprietários de cavalos devem monitorar isso regularmente, pois desvios podem ser indícios precoces de problemas de saúde.

Glossário

Alvéolo

Pequenos sacos de ar em forma de uva, com uma superfície total de
cerca de 2500 metros quadrados em um cavalo adulto

Nasofaringe

Um importante espaço de conexão entre o nariz e a garganta, que no
cavalo mede cerca de 15 cm de comprimento e possui um
revestimento mucoso especial

Traqueia

Um caminho respiratório de cerca de 70-80 cm de comprimento em
um cavalo adulto, composto por 50-60 anéis cartilaginosos em
forma de ferradura

1. 2. 2. Trato digestivo

O trato digestivo do cavalo é um sistema altamente especializado, otimizado para a digestão de alimentos vegetais. Como herbívoros e fermentadores do intestino posterior, os cavalos possuem características anatômicas e fisiológicas que permitem uma utilização eficiente de alimentos ricos em fibras [s25]. A digestão começa já na boca, onde lábios móveis e fortes e dentes especializados capturam e trituram o alimento [s25]. Portanto, os proprietários de cavalos devem realizar exames odontológicos regulares, pois problemas dentários podem prejudicar significativamente a ingestão de alimentos. O alimento triturado é transportado pelo esôfago para o estômago relativamente pequeno, que comporta apenas 8-16 litros [s26]. Essa baixa capacidade exige uma estratégia de alimentação adaptada: em vez de poucas grandes refeições, várias pequenas porções devem ser oferecidas ao longo do dia para prevenir distúrbios digestivos [s27]. No estômago, a digestão enzimática começa, apoiada por estruturas especiais como <u>glândulas submucosas</u> ao longo da curvatura maior [s28]. O intestino delgado, composto pelo <u>duodeno</u>, <u>jejunum</u> e <u>íleo</u>, é o principal local de absorção de nutrientes [s27]. O duodeno é fixado do lado direito do corpo por um curto <u>mesentério</u>, o que o protege de deslocamentos - uma importante adaptação anatômica [s26]. Particularmente notável é a importância do intestino posterior para a digestão. O ceco, com uma capacidade de cerca de 30 litros, atua como um grande tanque de fermentação [s26]. Aqui ocorre a digestão microbiana, onde uma comunidade complexa de bactérias e fungos degrada as fibras vegetais [s29]. Esses microrganismos produzem vitaminas B importantes e ácidos graxos voláteis, que atendem a 60-70% das necessidades energéticas diárias do cavalo [s29]. Para apoiar essa função importante, os proprietários de cavalos devem garantir uma oferta adequada de forragem e realizar mudanças na alimentação de forma gradual. O cólon, com suas várias seções - cólon ventral direito e esquerdo, bem como cólon dorsal - é um sistema complexo, onde o quimo é fermentado por 36-48 horas [s29]. A diversidade de fungos é particularmente pronunciada no intestino posterior, onde fungos anaeróbicos desempenham um papel fundamental na degradação da celulose [s30]. Esses microrganismos possuem enzimas especiais (endoglucanases, exoglucanases e β-glucosidases) que trabalham sinergicamente para degradar as paredes celulares vegetais [s29]. Devido a essa anatomia complexa, podem ocorrer vários distúrbios digestivos. O ponto de transição entre o cólon ventral esquerdo e o arco pélvico é especialmente suscetível, onde frequentemente podem ocorrer obstruções [s26]. Portanto, os proprietários de cavalos devem estar atentos a sinais como redução na ingestão de alimentos, alteração na defecação ou sintomas de cólica e, em caso de dúvida, buscar ajuda veterinária. A alimentação tem um impacto significativo na composição da microbiota intestinal e, consequentemente, na eficiência digestiva [s29]. Uma dieta rica em fibras promove a capacidade fibrolytica do intestino. Como o pequeno estômago do cavalo limita a ingestão de alimentos, pode ser necessário fornecer ração adicional em caso de alta demanda energética [s27]. No entanto, isso deve ser feito sempre em pequenas porções e considerando tempos adequados de mastigação.

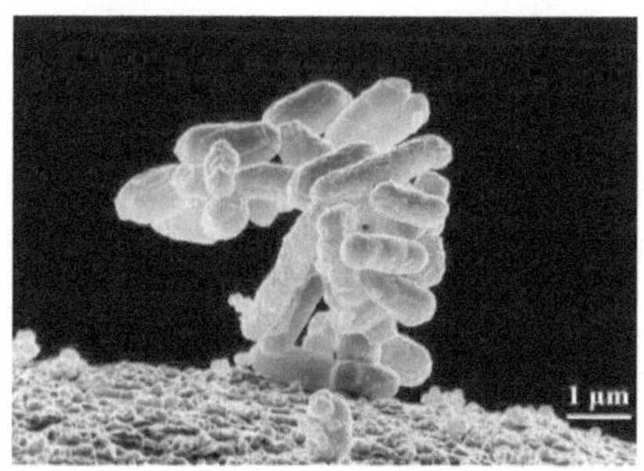

Microrganismos [i9]

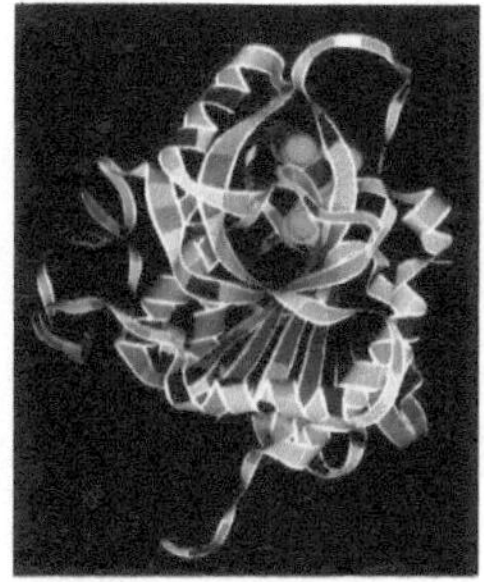

Enzyme [i10]

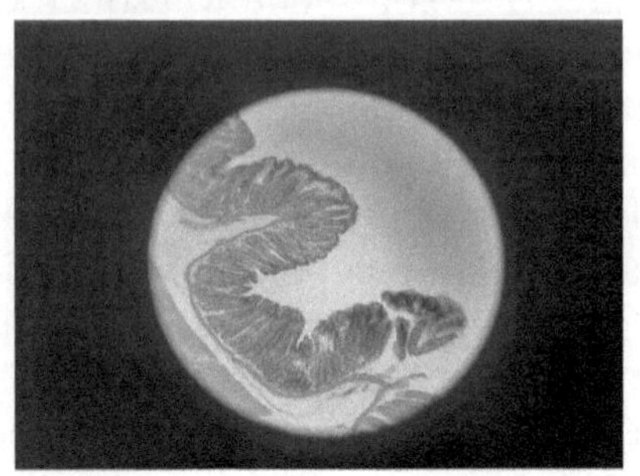

intestino grosso [i11]

Glossário

Duodeno
A primeira seção do intestino delgado, também chamada de
duodeno, que recebe importantes enzimas digestivas do pâncreas e
bile do fígado

glândulas submucosas
Glândulas especiais sob a mucosa gástrica que produzem muco
protetor e bicarbonato para proteger a parede do estômago contra o
ácido gástrico

Íleo
A última seção do intestino delgado, também chamada de intestino
grosso, que é especialmente importante para a absorção de vitamina
B12 e ácidos biliares

Jejunum
A seção média do intestino delgado, também chamada de intestino
vazio, que se destaca por ter muitas vilosidades intestinais para a
absorção de nutrientes

Mesentério
Uma estrutura de tecido conjuntivo que suspende órgãos na
cavidade abdominal e os fornece com vasos sanguíneos e nervos

1. 2. 3. Sistema cardiovascular

O sistema cardiovascular do cavalo é um exemplo impressionante de adaptação evolutiva a altas performances atléticas. Com um coração que é cerca de 13 vezes maior que o de um adulto humano [s31], o cavalo possui uma capacidade cardiovascular excepcional. Essa particularidade anatômica permite que os cavalos se recuperem rapidamente de períodos de repouso para situações de alta carga. Durante o treinamento, a notável adaptabilidade do sistema cardiovascular equino se torna especialmente evidente. A captação de oxigênio pode aumentar até 35 vezes durante cargas submáximas [s32]. A frequência cardíaca aumenta proporcionalmente à carga de trabalho, sem que haja uma diminuição do volume sistólico - uma realização notável, considerando que a frequência cardíaca durante esforços intensos pode atingir de seis a sete vezes o valor de repouso [s32]. Vários mecanismos fisiológicos sustentam essa capacidade de desempenho: a contração do baço libera glóbulos vermelhos adicionais, o retorno venoso é aumentado e a capacidade de contração do músculo cardíaco se intensifica [s32]. Um treinador experiente irá otimizar esses mecanismos naturais de adaptação através de um treinamento sistemático de condicionamento. O aumento da carga deve ser gradual, para dar ao sistema cardiovascular tempo para se adaptar. Curiosamente, o sistema cardiovascular equino é relativamente raro em comparação com outros sistemas orgânicos afetados por doenças [s33]. No entanto, sopros cardíacos e arritmias podem ocorrer em cavalos de montaria [s34]. Para proprietários e treinadores de cavalos, é importante saber que nem todo sopro cardíaco é patológico - a distinção entre sons fisiológicos e patológicos, no entanto, requer expertise veterinária especializada. A moderna cardiologia equina dispõe de uma ampla gama de possibilidades diagnósticas. Cardiologistas veterinários utilizam diversos métodos de exame, incluindo <u>Echocardiografia</u>, <u>Eletrocardiografia</u>, medição de pressão arterial e <u>Monitoramento Holter</u> [s35]. Em casos de quedas de desempenho ou mudanças comportamentais notáveis, os proprietários não devem hesitar em realizar uma avaliação cardiológica. O treinamento regular leva a adaptações positivas do sistema cardiovascular. Após um programa de treinamento sistemático, os cavalos podem realizar maiores desempenhos de trabalho com a mesma frequência cardíaca submáxima [s32]. Isso é alcançado, entre outras coisas, por meio de uma melhor <u>Capilarização</u> da musculatura e uma difusão de oxigênio mais eficiente. Portanto, os treinadores devem valorizar um treinamento de condicionamento equilibrado e utilizar a frequência cardíaca como um parâmetro importante para o controle da carga. A monitorização da saúde cardíaca deve ser parte da gestão de saúde rotineira. A detecção precoce e o tratamento adequado de doenças cardíacas podem melhorar significativamente a qualidade de vida e a expectativa de vida do cavalo [s35]. Os proprietários devem integrar verificações cardiológicas regulares em sua prevenção de saúde, especialmente em cavalos mais velhos ou em esportes intensivos. Uma atenção especial deve ser dada à prevenção. Isso inclui uma dieta equilibrada, movimento regular, mas não excessivo, e a evitação de estresse excessivo. Ao trabalhar com o cavalo, devem ser respeitados períodos adequados de aquecimento e resfriamento, para adaptar o sistema cardiovascular à carga de forma suave e permitir que ele retorne ao repouso posteriormente.

Glossário

Capilarização
A formação de pequenos vasos sanguíneos nos tecidos, que permite a troca de oxigênio e nutrientes entre o sangue e as células

Echocardiografia
Um método de ultrassom de imagem para examinar o coração, que permite a visualização de estruturas cardíacas, função das válvulas e fluxo sanguíneo em tempo real

Eletrocardiografia
Um método para registrar a atividade elétrica do coração, que pode detectar arritmias e doenças do músculo cardíaco

Monitoramento Holter
Um registro portátil de ECG de longa duração por 24 horas ou mais, que captura arritmias cardíacas durante as atividades diárias normais do cavalo

1. 2. 4. Sistema nervoso

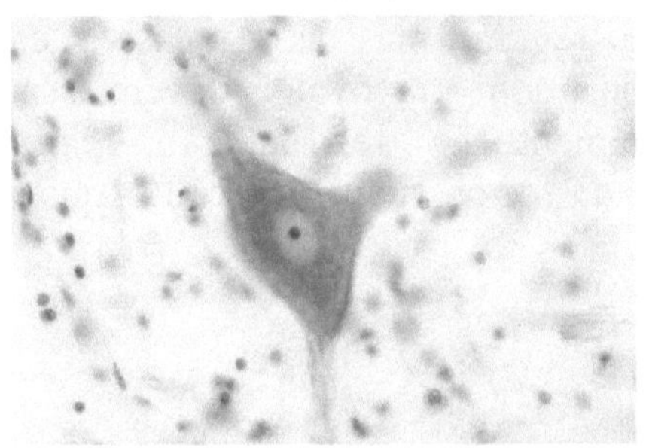

O sistema nervoso do cavalo é um sistema de controle altamente complexo que coordena e regula todas as funções corporais. Como um dos sistemas orgânicos primários, é frequentemente afetado por doenças, juntamente com o sistema musculoesquelético e o sistema digestivo [s36].

Sistema nervoso [i12]

Um papel central é desempenhado pela barreira hematoencefálica, que garante a troca controlada de substâncias entre o sangue e o cérebro. Esta é formada por células endoteliais especiais Endothelzellen, que, por meio de conexões especialmente densas, impedem a passagem descontrolada de substâncias [s37]. Os proprietários de cavalos devem saber que, embora essa barreira seja vital, ela também pode representar um desafio na administração de medicamentos, pois

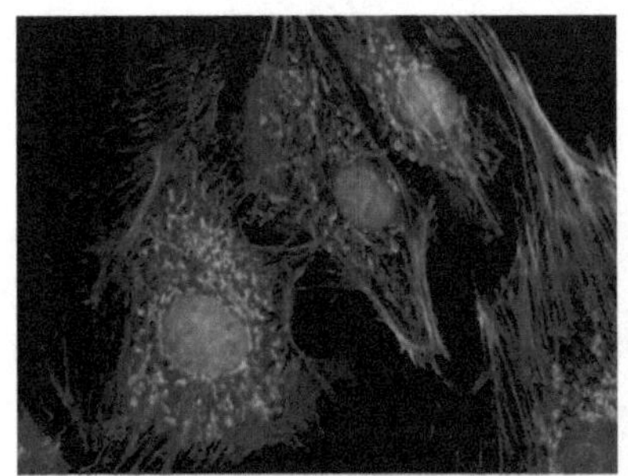

células endoteliais [i13]

nem todos os princípios ativos conseguem atravessar essa barreira. O sistema nervoso se divide em sistema nervoso central (cérebro e medula espinhal) e sistema nervoso periférico, com seus doze pares de nervos cranianos [s38]. Essa estrutura complexa permite o controle preciso de todas as funções corporais - desde a coordenação motora até a percepção da dor. No trabalho diário com cavalos, é importante estar atento a sinais de distúrbios neurológicos: dificuldades de coordenação, reações alteradas a estímulos ambientais ou mudanças de comportamento incomuns podem ser os primeiros sinais de alerta. Particularmente interessante é o papel do sistema nervoso no processamento da dor. Através da estimulação direcionada de nervos e impulsos nervosos, pode-se alcançar alívio da dor [s39]. Isso é utilizado, por exemplo, na fisioterapia, onde forças controladas são aplicadas para gerar reações terapêuticas por meio de alterações na estrutura articular e na função muscular. Os <u>Astrozyten</u> e <u>Perizyten</u> desempenham um papel importante na manutenção da unidade neurovascular [s37]. Eles apoiam a barreira hematoencefálica na regulação da <u>Ionenhomöostase</u> e no fornecimento de nutrientes ao cérebro. Para os proprietários de cavalos, é importante entender que distúrbios desse equilíbrio delicado podem levar a sintomas neurológicos. Na avaliação da saúde do cavalo, a componente neurológica deve sempre ser considerada. Exames regulares pelo veterinário podem ajudar a identificar problemas neurológicos precocemente. Deve-se prestar especial atenção à coordenação, ao equilíbrio e à capacidade de reação do cavalo. A relação estreita entre a estrutura da coluna vertebral e a função neurológica [s39] ilustra quão importante é uma boa saúde das costas para todo o sistema nervoso. Portanto, os proprietários de cavalos devem prestar atenção ao ajuste correto da sela e ao treinamento equilibrado, a fim de evitar sobrecargas na coluna vertebral. Medidas preventivas, como exercícios regulares, alimentação equilibrada e a evitação de estresse excessivo, podem ajudar a manter a saúde do sistema nervoso. Durante a formação e o treinamento, deve-se observar um aumento gradual das exigências para não sobrecarregar o sistema nervoso.

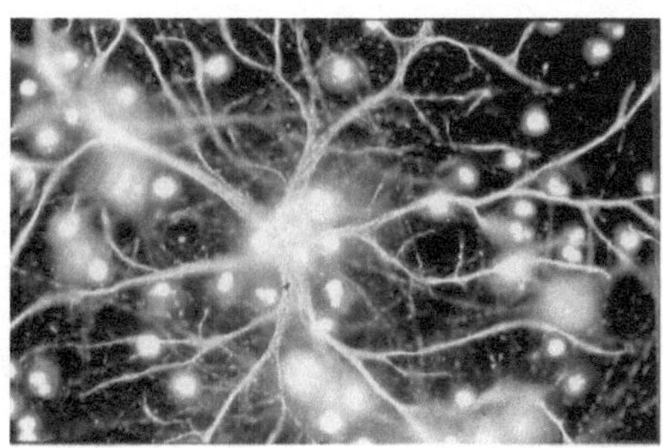

Astrócitos [i14]

Glossário

Astrocyte

Células em forma de estrela no cérebro e na medula espinhal que
atuam como células de suporte e estão envolvidas no transporte de
substâncias e na transmissão de sinais

Célula endotelial

Células especiais que revestem a camada mais interna dos vasos
sanguíneos e permitem a passagem seletiva de substâncias

Ionenhomöostase

Manutenção de uma proporção equilibrada de partículas carregadas
eletricamente (íons) no corpo

Pericito

Células pequenas que cercam os vasos sanguíneos no cérebro e
regulam sua permeabilidade

1. 2. 5. Sistema Hormonal

sistema hormonal do cavalo é uma rede fascinante de glândulas endócrinas que se comunicam entre si por meio de sinais hormonais no sangue e controlam funções corporais vitais [s40]. A _hipófise_ atua como o órgão central de controle, regulando diversas funções metabólicas e reprodutivas [s41]. Um papel especial é desempenhado pelo eixo hipotálamo-hipófise-adrenal (HPA) e pelo eixo tireoidiano (HPT). Esses sistemas desempenham um papel crucial nas reações ao estresse e na regulação hormonal [s42]. Para os proprietários de cavalos, é importante entender que o estresse crônico pode desregular esses sistemas. Portanto, devem prestar atenção a uma criação com baixo estresse e a uma rotina diária regular. Com o avanço da idade, podem ocorrer várias desordens endócrinas. Uma doença comum é a disfunção da hipófise, que tipicamente afeta cavalos mais velhos [s40]. Os sintomas são variados e podem se manifestar em uma pelagem alterada, infecções crônicas, aumento da sudorese, bem como aumento da sede e da produção de urina. Proprietários atentos devem consultar um veterinário ao notar esses sinais. Outro quadro clínico significativo é a síndrome metabólica equina, que apresenta semelhanças com a síndrome metabólica em humanos [s43]. Ela ocorre frequentemente em cavalos de meia-idade e é caracterizada por resistência à insulina e aumento da gordura corporal. O risco elevado de laminites é particularmente perigoso. Como medida preventiva, os proprietários devem garantir uma dieta equilibrada e exercícios regulares. O diagnóstico de desordens endócrinas é realizado por meio de vários testes hormonais, sendo importante notar que estes nem sempre são cem por cento precisos [s40]. Em caso de suspeita de disfunção hipofisária, frequentemente é medido o nível de _ACTH_ [s41]. O tratamento depende da desordem específica - enquanto a disfunção hipofisária é geralmente tratada medicamente com _agonistas do receptor de dopamina_, na síndrome metabólica a ênfase está na adaptação da dieta e do exercício [s43]. Curiosamente, certas raças de cavalos mostram uma predisposição genética para desordens endócrinas [s43]. Proprietários dessas raças devem estar especialmente atentos aos primeiros sinais e, se necessário, tomar medidas preventivas precoces. O sistema hormonal também desempenha um papel central na regulação do metabolismo, crescimento e digestão [s44]. Para um funcionamento ideal, uma dieta equilibrada é essencial. Os proprietários de cavalos devem prestar atenção a uma alimentação adequada e evitar a obesidade, pois isso aumenta o risco de desordens hormonais. Um aspecto importante da regulação hormonal são os <u>urocortinas</u> (Ucns), que pertencem à família dos hormônios liberadores de corticotropina [s42]. Eles são detectáveis em várias glândulas endócrinas e influenciam diversos processos fisiológicos por meio de vias de sinalização complexas. Essas descobertas ajudam na compreensão das desordens hormonais e seu tratamento.

Glossário

ACTH
Hormônio adrenocorticotrópico - um hormônio produzido pela hipófise que estimula a produção de hormônios do estresse nas glândulas adrenais

Agonista do receptor de dopamina
Medicamentos que imitam a ação do neurotransmissor dopamina e, assim, podem regular certas secreções hormonais

Hipófise
Uma glândula hormonal do tamanho de uma noz localizada na base do cérebro, também conhecida como glândula pituitária, que atua como centro de controle superior para outras glândulas hormonais

Urocortina
Um grupo de substâncias mensageiras que desempenham um papel importante na adaptação ao estresse e na regulação da energia, trabalhando em estreita colaboração com o sistema imunológico

Resumo - 1. 2. Sistemas Orgânicos

- Os cavalos são respiradores obrigatórios pelo nariz, uma vez que o caminho entre a boca e os pulmões está anatomicamente bloqueado.
- A cavidade nasal aquece, umedece e filtra o ar respirado através de uma mucosa altamente vascularizada.
- A traqueia pode tender ao colapso durante a inspiração forçada.
- A frequência respiratória em repouso em cavalos adultos é de 8 a 16 respirações por minuto.
- O pequeno estômago do cavalo comporta apenas 8 a 16 litros, o que requer várias pequenas porções de alimento ao longo do dia.
- O ceco tem uma capacidade de cerca de 30 litros e funciona como um tanque de fermentação.
- Ácidos graxos voláteis da digestão microbiana cobrem 60-70% das necessidades energéticas diárias.
- O quimo é fermentado no intestino grosso por 36-48 horas.
- O coração do cavalo é cerca de 13 vezes maior que o de um adulto humano.
- A captação de oxigênio pode aumentar em até 35 vezes durante o exercício submáximo.
- A contração do baço libera glóbulos vermelhos adicionais durante o esforço.
- Astrocitos e pericitos apoiam a barreira hematoencefálica na regulação da homeostase iônica.
- A hipófise atua como o órgão central de controle do sistema hormonal.
- Urocortinas influenciam diversos processos fisiológicos por meio de vias de sinalização complexas.
- Certas raças de cavalos apresentam predisposições genéticas para distúrbios endócrinos.

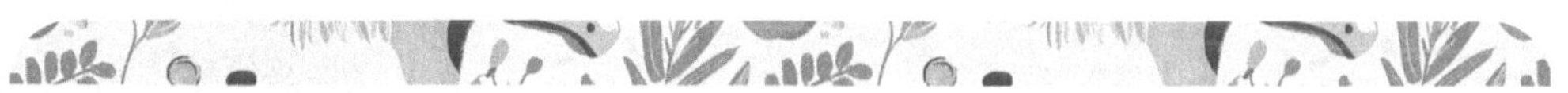

1. 3. Processos Metabólicos

omo funciona o complexo metabolismo de um cavalo e quais fatores influenciam os diferentes processos metabólicos? O que acontece no corpo de um cavalo quando ele alterna entre períodos de descanso e picos de desempenho repentino? Essas questões não apenas interessam aos cientistas, mas também são de grande importância prática para os proprietários de cavalos. O metabolismo de um cavalo envolve uma fascinante interação de vários sistemas - desde o equilíbrio energético até o metabolismo mineral, passando pela provisão de vitaminas e regulação da água. Cada uma dessas áreas segue suas próprias leis, mas está intimamente conectada às outras. Distúrbios em uma área podem ter consequências abrangentes para todo o organismo. A compreensão desses processos metabólicos fundamentais permite alimentar os cavalos de maneira adequada e prevenir problemas de saúde. As seções a seguir iluminam os diferentes aspectos do metabolismo e mostram como esse conhecimento pode ser aplicado na prática diária da criação de cavalos.

„A flexibilidade metabólica dos cavalos descreve sua capacidade de alternar entre diferentes fontes de energia, como glicose e ácidos graxos - uma importante adaptação evolutiva que lhes permite, como animais de fuga, mudar rapidamente entre fases de repouso e de alto desempenho.“

1. 3. 1. Balanço energético

balanço energético de um cavalo é um sistema complexo que determina significativamente a saúde e o desempenho do animal. A flexibilidade metabólica desempenha um papel central - ela descreve a capacidade do corpo de alternar entre diferentes fontes de energia, como glicose e ácidos graxos [s45]. Essa adaptabilidade é especialmente importante, pois os cavalos, como animais de fuga, estão evolutivamente projetados para alternar rapidamente entre fases de repouso e de alto desempenho. Uma enzima chave no metabolismo energético é a piruvato desidrogenase (PDC), que controla a conversão de piruvato em acetil-CoA, conectando assim o metabolismo de gorduras e açúcares [s45]. Em cavalos bem nutridos e saudávcis, essa enzima opera com alta atividade. No entanto, quando menos energia é ingerida, sua atividade diminui para permitir a síntese de glicose - um importante mecanismo de adaptação para manter um nível estável de açúcar no sangue. Os microrganismos no estômago do cavalo também desempenham um papel importante no metabolismo energético [s46]. Eles ajudam na decomposição de nutrientes e contribuem para a produção de energia. Curiosamente, diferentes raças de cavalos mostram variações em seus caminhos metabólicos, o que deve ser considerado na alimentação. O exercício tem um impacto significativo no balanço energético. Durante a atividade física, há um aumento na produção de N-lactoyl-phenylalanine (Lac-Phe) [s47], uma molécula sinalizadora que regula a ingestão de alimentos e combate a obesidade. Isso explica por que o exercício regular não apenas aumenta o consumo de energia, mas também influencia positivamente o comportamento alimentar. Para a prática, isso significa: 1. A alimentação deve ser adaptada à situação individual do cavalo. Um cavalo de competição tem necessidades energéticas diferentes de um cavalo de lazer [s48]. Como regra geral: quanto maior a exigência de desempenho, mais energética deve ser a ração. 2. O exercício regular é essencial para um metabolismo energético saudável. As sessões de treinamento devem ser aumentadas gradualmente para dar ao metabolismo tempo para se adaptar [s49]. 3. Ao formular a ração, deve-se considerar a flexibilidade metabólica. Uma mistura equilibrada de carboidratos e gorduras é importante, sendo que a forragem deve ser a base [s50]. Distúrbios metabólicos, como resistência à insulina, podem levar a uma inflexibilidade metabólica [s45]. Nesses casos, a atividade da PDC é frequentemente prejudicada, resultando em problemas na utilização de energia. Estratégias alimentares especiais são necessárias para manter o nível de açúcar no sangue o mais estável possível. A <u>regulação neuroendócrina</u> desempenha um papel importante no controle do balanço energético [s50]. Hormônios como insulina e glucagon coordenam o armazenamento e a liberação de energia. Um desequilíbrio hormonal pode levar a problemas metabólicos.

Para uma gestão energética ideal, recomenda-se:
- Controle regular do peso corporal
- Ajuste da ração de acordo com o desempenho e estado de saúde
- Movimento suficiente em todas as marchas
- Evitar longos períodos sem alimentação
- Para cavalos de desempenho: suplementação com alimentos energéticos especiais

O monitoramento do balanço energético é especialmente importante em:
- Éguas prenhas
- Potros em crescimento
- Cavalos de esporte em treinamento intenso
- Cavalos mais velhos
- Cavalos com doenças metabólicas

Um balanço energético saudável é a base para o desempenho e bem-estar do cavalo. A interação entre alimentação, exercício e a situação metabólica individual deve ser sempre observada.

Glossário

flexibilidade metabólica
Uma capacidade adaptativa do metabolismo, desenvolvida
evolutivamente, que permite aos organismos utilizar diferentes
fontes de energia de forma eficiente, dependendo da
disponibilidade.

N-lactoyl-phenylalanine
Uma substância mensageira que é formada durante a atividade física
a partir do aminoácido fenilalanina e do ácido lático. Desempenha
um papel importante na regulação do apetite após o exercício.

Piruvato desidrogenase
Um complexo enzimático composto por várias subunidades
localizado nas mitocôndrias das células. Distúrbios dessa enzima
podem levar a doenças metabólicas graves.

regulação neuroendócrina
Uma interação complexa entre os sistemas nervoso e hormonal para
controlar funções corporais. Ocorre através de células
especializadas que atuam tanto como células nervosas quanto como
células produtoras de hormônios.

1. 3. 2. Metabolismo mineral

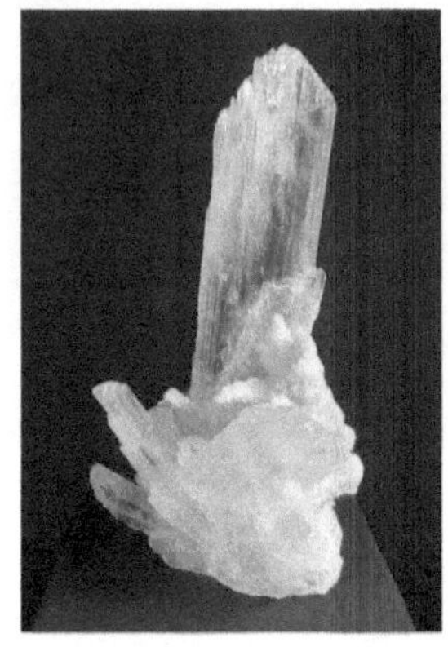

Cálcio [i15]

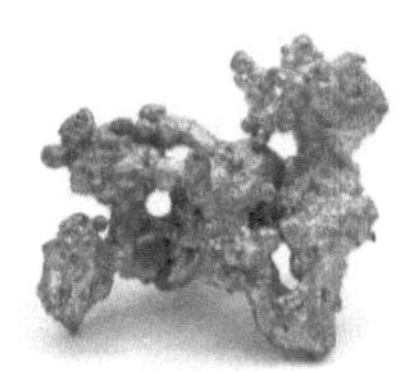

Cobre [i16]

O metabolismo mineral no cavalo é um sistema complexo, responsável por inúmeras funções vitais no corpo. Embora os minerais representem apenas uma pequena parte da dieta, eles estão envolvidos em quase todos os processos fisiológicos e são componentes indispensáveis de aminoácidos, hormônios e vitaminas [s51]. Particularmente importante é a interação entre cálcio e fósforo. O cálcio, do qual 99% se encontra no esqueleto [s52], deve ser ingerido na proporção de cerca de 1,5:1 em relação ao fósforo [s53]. Um exemplo prático ilustra a importância: um cavalo de 500 kg necessita diariamente de cerca de 30g de cálcio e 20g de fósforo. Enquanto a necessidade de cálcio geralmente pode ser atendida por feno de alta qualidade, em casos de uso intenso ou durante o crescimento, muitas vezes é necessária uma suplementação mineral direcionada. Os eletrólitos sódio e potássio desempenham um papel central na regulação do equilíbrio de fluidos e na condução de impulsos nervosos [s54]. Em casos de sudorese intensa, como após treinamento intenso ou em dias quentes de verão, os proprietários de cavalos devem prestar especial atenção à suplementação de eletrólitos. Uma dica prática: após trabalho que cause suor, pode-se administrar uma pasta ou solução de eletrólitos para compensar as perdas.

Elementos traço como zinco, cobre, manganês e selênio são essenciais para vários processos metabólicos [s55]. O zinco, por exemplo, apoia a qualidade dos cascos e da pelagem, enquanto o cobre é importante para o sistema imunológico [s53]. Uma deficiência muitas vezes se manifesta apenas após semanas ou meses, como por cascos quebradiços ou pelagem opaca. Portanto, recomenda-se uma verificação regular da suplementação mineral, especialmente em:
- Cavalos de reprodução
- Cavalos de esporte em treinamento
- Cavalos com doenças metabólicas
- Cavalos idosos

A biodisponibilidade dos minerais desempenha um papel crucial. Curiosamente, demonstrou-se que a alfafa possui propriedades de biosorção particularmente boas para vários minerais [s51]. Isso a torna um componente valioso na alimentação de cavalos, especialmente para aqueles com maior necessidade mineral. O iodo é outro elemento traço importante, necessário para a produção dos hormônios tireoidianos T3 e T4 [s53]. Estes regulam a taxa de metabolismo de todo o organismo. Uma dica prática: em áreas com baixo teor de iodo, deve-se garantir uma suplementação adequada.

Para uma adequada suplementação mineral, recomenda-se:
- Análise regular do alimento básico utilizado
- Ajuste da suplementação mineral às necessidades individuais
- Consideração das condições regionais (por exemplo, solos com baixo teor de selênio)
- Atenção às interações entre diferentes minerais

A vitamina D desempenha um papel especial no metabolismo mineral, pois regula a absorção de cálcio e fósforo do intestino e sua incorporação no esqueleto [s52]. A exposição adequada à luz solar é importante para a ativação da vitamina. Um conselho prático: os cavalos devem ter acesso diário a áreas externas, idealmente mesmo em dias nublados. O cobalto é outro elemento traço essencial, necessário para a formação de vitamina B12 pela flora intestinal [s53]. Isso sublinha a importância de uma flora intestinal saudável para todo o metabolismo mineral.

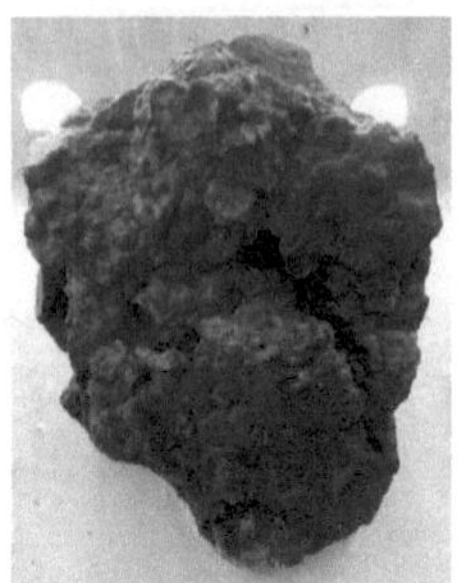

Manganês [i17]

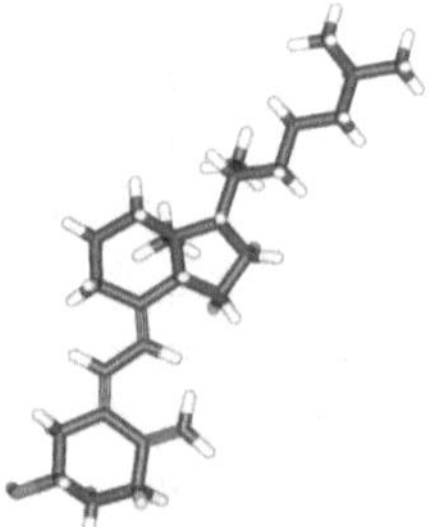

Vitamina D [i18]

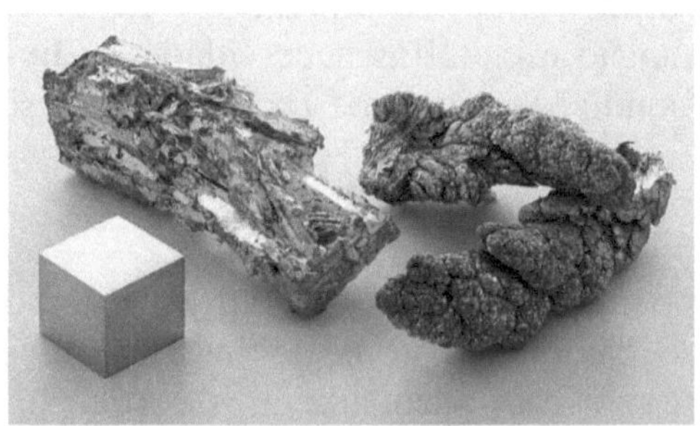

Zinco [i19]

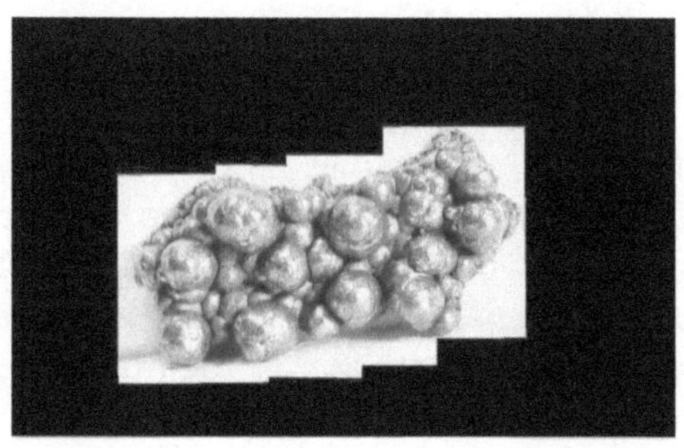

Kobalt [i20]

Glossário

Eletrólito

Compostos minerais que se dissociam em partículas carregadas eletricamente na água. Eles são essenciais para a contração muscular e a distribuição de água no corpo do cavalo.

Biosorção

Um processo natural em que certos materiais ou organismos podem absorver e ligar substâncias de seu ambiente. Em plantas, refere-se à capacidade de absorver nutrientes de forma eficiente do solo.

1. 3. 3. Necessidade de vitaminas

A necessidade de vitaminas nos cavalos está intimamente relacionada à sua saúde e desempenho. Especialmente a vitamina E desempenha um papel central como nutriente essencial para a função neuromuscular [s56]. Como antioxidante primário, ela previne a lipidoperoxidação e estabiliza as membranas plasmáticas [s57]. A dose diária recomendada é de 1-2 unidades internacionais por quilograma de peso corporal, sendo que a necessidade de manutenção é de 50 IU/kg de massa seca e a necessidade de crescimento é de 80 IU/kg [s57]. A forragem fresca é a melhor fonte natural de vitamina E, no entanto, seu teor diminui drasticamente durante o processo de secagem para feno [s56]. Portanto, os proprietários de cavalos devem prestar atenção especial à suplementação adequada, especialmente em condições de estabulação. Uma dica prática: antes de iniciar uma suplementação, recomenda-se um exame de sangue, pois alguns cavalos podem apresentar uma necessidade aumentada devido a variações genéticas [s56].

A absorção da vitamina E ocorre passivamente através das células intestinais e depende de uma ingestão adequada de gordura [s57]. O fígado desempenha um papel fundamental - a proteína de transferência de α-tocoferol se liga seletivamente ao RRR-α-tocoferol e o embala em lipoproteínas para transporte no corpo [s57]. A vitamina K é essencial para a coagulação sanguínea, saúde vascular e metabolismo ósseo [s58]. Curiosamente, nunca foi observado um déficit primário de vitamina K em cavalos, pois a ingestão através de alimentos e a produção por bactérias intestinais normalmente são suficientes. No entanto, em condições de estabulação sem acesso a forragem fresca, a suplementação pode ser benéfica [s58]. A necessidade de vitamina A está intimamente ligada ao metabolismo, visão, fertilidade e sistema imunológico [s59]. Ela apoia a adaptabilidade do corpo a estresses físicos - especialmente importante para cavalos de esporte. Uma dica prática para cavaleiros de competição: após um treinamento intenso, deve-se prestar especial atenção ao fornecimento de vitamina E, pois ela apoia a regeneração [s59]. As vitaminas do complexo B desempenham um papel central no metabolismo energético e na função nervosa [s59]. Tiamina, riboflavina, niacina, ácido pantotênico, piridoxina, biotina, ácido fólico e cianocobalamina formam uma rede complexa. A vitamina C, como um importante antioxidante, apoia o sistema imunológico e está envolvida na formação de tecidos conjuntivos saudáveis [s59]. A suplementação de vitamina E merece atenção especial no primeiro ano de vida, pois uma deficiência está associada ao desenvolvimento de <u>distrofia neuroaxonal</u> e <u>mieloencefalopatia</u> degenerativa [s60]. Em animais afetados, foi observada uma taxa de metabolismo aumentada de <u>α-tocoferol</u>, o que sublinha a necessidade de uma suplementação em alta dose em animais geneticamente suscetíveis [s60].

Para a prática, as seguintes recomendações são sugeridas:
- Pastagem regular para fornecimento natural de vitaminas
- Suplementação em condições de estabulação ou necessidade aumentada
- Controle dos valores sanguíneos antes do início de uma suplementação
- Atenção especial ao fornecimento de vitaminas em:

* Potros em crescimento
* Cavalos de esporte em treinamento intenso
* Éguas reprodutoras
* Cavalos sem acesso à pastagem

Uma deficiência de vitamina E pode se manifestar através de várias doenças neuromusculares [s56]. Os fatores de risco incluem falta de acesso à pastagem, fornecimento dietético inadequado ou excesso de cobre na alimentação [s61].

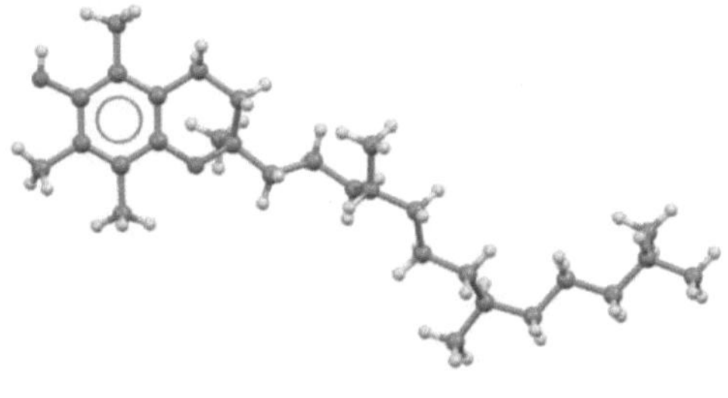

α-tocoferol [i21]

Glossário

Distrofia neuroaxonal
Uma doença hereditária do sistema nervoso em cavalos, que leva a distúrbios de movimento e problemas de coordenação

Lipidoperoxidação
Um processo químico prejudicial, onde radicais livres atacam e destroem ácidos graxos nas membranas celulares

Mieloencefalopatia
Uma doença que afeta tanto a medula espinhal quanto o cérebro e pode levar a déficits neurológicos

α-Tocoferol
A forma biologicamente mais ativa da vitamina E, que é particularmente bem absorvida e utilizada pelo corpo

1. 3. 4. Balanço hídrico

balanço hídrico no cavalo é um sistema finamente regulado, responsável por inúmeras funções vitais no corpo. Um cavalo adulto de 500 kg de peso corporal é composto por cerca de 65% de água, o que corresponde a um volume total de água de aproximadamente 325 litros [s62]. Essa quantidade impressionante destaca a importância central do balanço hídrico para a saúde do cavalo. Em condições normais, um cavalo de 500 kg necessita diariamente de cerca de 27-30 litros de água, sendo que aproximadamente 85% é absorvido por meio da ingestão direta [s62]. O restante é fornecido pela alimentação e pela água metabólica. Uma dica prática para os proprietários de cavalos: a ingestão diária de água deve ser monitorada, pois mudanças súbitas no comportamento de beber podem indicar problemas de saúde. Particularmente durante o esforço físico ou em altas temperaturas, a necessidade de água aumenta significativamente. Os cavalos podem perder quantidades surpreendentes de líquido durante o treinamento - em condições moderadas, 5-7 litros por hora, e em situações extremas, até 10-12 litros [s62]. Isso ilustra por que a hidratação é especialmente importante durante a atividade esportiva. Um aspecto fascinante da fisiologia equina é a capacidade de compensar parcialmente as perdas de água por meio de reservas de líquidos no trato gastrointestinal [s62]. Essa adaptação evolutiva permite que os cavalos suportem períodos prolongados de esforço. No entanto, os proprietários de cavalos devem estar atentos: uma desidratação clinicamente relevante já ocorre quando um cavalo perde 3% ou mais de sua massa corporal devido à perda de líquidos [s63]. A produção de suor nos cavalos é significativamente maior em comparação com os humanos, resultando em uma perda considerável de eletrólitos [s63]. Uma dica prática para cavaleiros de competição: após um treinamento intenso, deve-se oferecer não apenas água, mas também uma suplementação equilibrada de eletrólitos. A administração de água sem eletrólitos pode até agravar a desidratação [s64].

Para a prática, as seguintes recomendações importantes surgem:
- Acesso constante a água fresca e limpa
- Verificação regular das fontes de água quanto à funcionalidade
- Oferecer água adicional em caso de calor ou trabalho intenso
- Suplementação de eletrólitos após suor intenso
- Observação do comportamento de beber como indicador de saúde

O balanço hídrico está intimamente relacionado ao equilíbrio ácido-base e à função renal [s65]. O exercício intenso influencia a <u>viscosidade do sangue</u> e pode levar a alterações na concentração de <u>plasmaaldosterona</u>, o que, por sua vez, afeta a excreção renal de sódio [s65].

Atenção especial deve ser dada ao balanço hídrico em:
- Cavalos de esporte em treinamento intenso
- Cavalos em altas temperaturas ambientais
- Éguas prenhas
- Cavalos mais velhos
- Cavalos com restrições de saúde

Um aspecto prático importante é o monitoramento da hidratação. Os seguintes sinais podem indicar desidratação:
- Retorno lento das pregas cutâneas
- Mucosas secas ou pegajosas
- Olhos afundados
- Diminuição da produção de urina
- Urina de coloração escura

A hidratação deve ser garantida especialmente durante transportes e competições. Uma dica prática: muitos cavalos preferem beber de recipientes familiares ou preferem a água de casa. Portanto, pode ser útil levar água própria durante as viagens ou misturar um pouco de suco de maçã à água desconhecida para aumentar a aceitação.

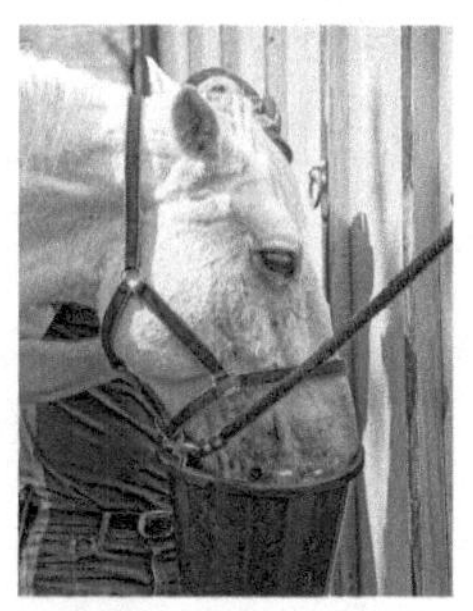

Balanço hídrico [i22]

Glossário

Plasmaaldosterona

Um hormônio da glândula adrenal que regula o equilíbrio mineral e é especialmente importante para a manutenção do equilíbrio sódio-potássio no corpo.

Viscosidade do sangue

Descreve a fluidez do sangue, que é determinada pela proporção de componentes sólidos, como glóbulos vermelhos. Uma viscosidade aumentada pode dificultar a circulação sanguínea.

Resumo - 1. 3. Processos Metabólicos

- A piruvato desidrogenase controla a conversão de piruvato em acetil-CoA, conectando assim o metabolismo de gorduras e açúcares. Durante a atividade física, é produzido N-lactil-fenilalanina, que regula a ingestão alimentar. Diferentes raças de cavalos apresentam variações em suas vias metabólicas. 99% do cálcio no corpo do cavalo está localizado no esqueleto. A alfafa possui propriedades de biosorção particularmente boas para diversos minerais. O teor de vitamina E em forragens verdes diminui drasticamente durante o processo de secagem para feno. A absorção de vitamina E ocorre passivamente através das células intestinais e requer uma ingestão adequada de gordura. A proteína de transferência de α-tocoferol no fígado se liga seletivamente ao RRR-α-tocoferol para transporte. Nunca foi constatada uma deficiência primária de vitamina K em cavalos. A deficiência de vitamina E está associada ao desenvolvimento de distrofia neuroaxonal e mieloencefalopatia degenerativa. Um cavalo de 500 kg é composto por cerca de 65% de água (325 litros). Cavalos podem perder de 5 a 7 litros de líquido por hora durante o treinamento, e em condições extremas, até 10 a 12 litros. Uma desidratação clinicamente relevante ocorre com uma perda de 3% da massa corporal devido à perda de líquido. O exercício intenso afeta a viscosidade do sangue e a concentração de aldosterona no plasma.

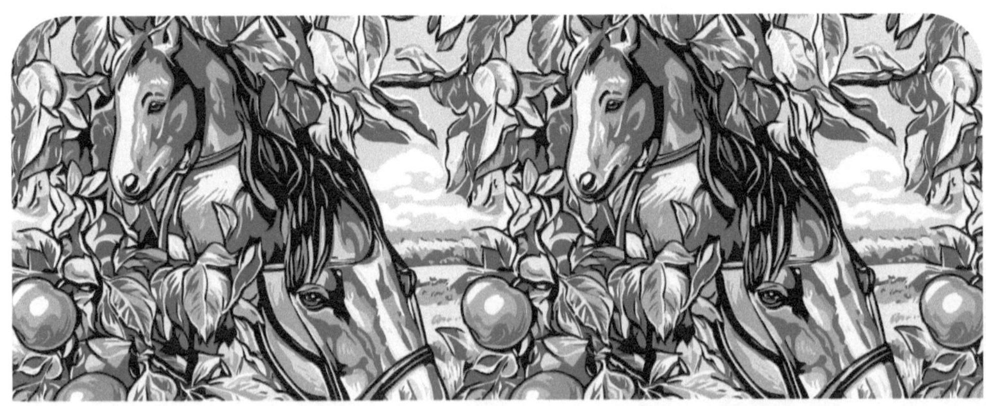

Revisão - 1. Anatomia e Fisiologia do Cavalo

- O esqueleto do cavalo contém especialmente colágeno para estabilidade e elasticidade. A estrutura de colágeno no osso torna-se mais solta e menos estruturada com o aumento da idade. A cartilagem articular é composta por três zonas com fibrilas de colágeno que se dispõem de maneira diferente. O suspensorio estabiliza a articulação do jarrete e previne a hiperextensão excessiva. Os Standardbreds têm uma maior proporção de músculo no suspensorio do que os puros-sangues. Doenças musculoesqueléticas são o diagnóstico mais comum na medicina equina. O fator de transcrição Sox9 controla o desenvolvimento de músculos, tendões e ossos. O casco não ferrado absorve vibrações melhor do que o ferrado. A barreira hematoencefálica é formada por células endoteliais especiais com conexões particularmente densas. Astrócitos e pericitos apoiam a barreira hematoencefálica na regulação da homeostase iônica. A hipófise regula numerosas funções metabólicas e reprodutivas. Durante o treinamento, a captação de oxigênio pode aumentar em até 35 vezes. A frequência cardíaca aumenta proporcionalmente à carga de trabalho, sem que o volume sistólico diminua. Um cavalo de 500 kg é composto por cerca de 65% de água (325 litros). Os cavalos podem perder de 5 a 7 litros de líquido por hora durante o treinamento. A flexibilidade metabólica permite a rápida transição entre diferentes fontes de energia. Lac-Phe é produzido durante a atividade física e regula a ingestão alimentar. Cálcio e fósforo devem ser ingeridos na proporção de cerca de 1,5:1. A alfafa apresenta propriedades de biosorção particularmente boas para vários minerais. A vitamina E é essencial para a função neuromuscular e previne a peroxidação lipídica.

- Enquanto essas bases anatômicas e fisiológicas formam a base para a compreensão da saúde equina, métodos de cura naturais abrem possibilidades fascinantes para apoiar e equilibrar suavemente esses sistemas complexos.

2. Métodos Naturais de Cura

s métodos naturais de cura fascinam a humanidade há milênios. Mas qual é o papel deles hoje na medicina veterinária moderna? Podem procedimentos tradicionais de cura, como acupuntura, osteopatia ou fitoterapia, complementar de forma significativa a medicina veterinária convencional? A crescente importância de abordagens terapêuticas holísticas levanta questões importantes: Como pode a eficácia dos métodos de cura natural ser comprovada cientificamente? Quais métodos são particularmente adequados para o tratamento de cavalos? E onde estão os limites da medicina natural? Este capítulo examina diferentes métodos naturais de cura e sua aplicação na medicina equina. Serão apresentados tanto procedimentos tradicionais quanto desenvolvimentos modernos, com uma avaliação crítica. Um foco especial será dado à implementação prática e à integração em conceitos de tratamento existentes. A crescente pesquisa científica sobre métodos naturais de cura abre novas perspectivas para uma medicina veterinária complementar baseada em evidências. A combinação de métodos naturais comprovados com a medicina veterinária moderna pode indicar o caminho para um cuidado de saúde mais holístico para nossos cavalos.

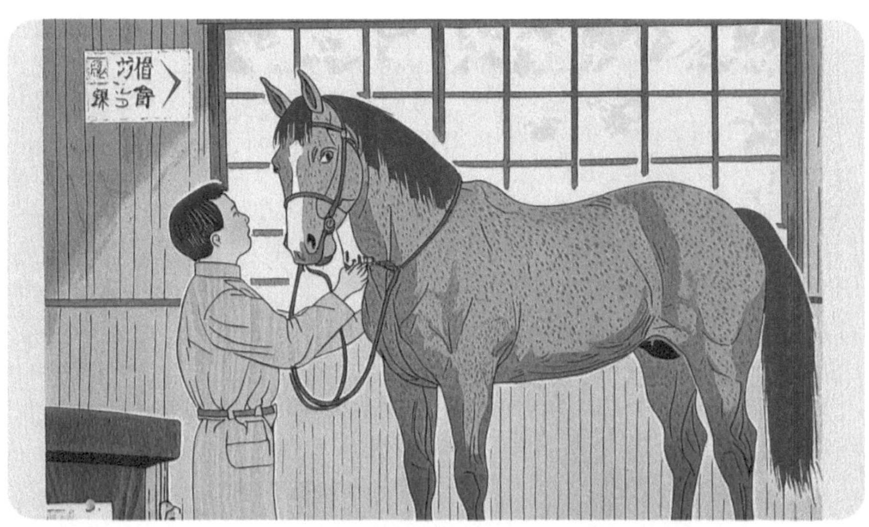

2. 1. Fitoterapia

A utilização de ervas medicinais na medicina equina levanta questões intrigantes: Como as plantas medicinais tradicionais podem complementar de forma eficaz a medicina veterinária moderna? Quais descobertas científicas confirmam a eficácia dos remédios à base de plantas em diversas doenças dos cavalos? A fitoterapia une conhecimentos empíricos de séculos com resultados de pesquisas atuais. Nesse contexto, observa-se que muitas plantas medicinais contêm substâncias bioativas que demonstram efeitos terapêuticos comprovados - seja em doenças respiratórias, problemas digestivos ou para o suporte do sistema imunológico. Também no tratamento de feridas, compostos específicos de plantas podem influenciar positivamente a cicatrização. A aplicação direcionada de ervas medicinais requer um conhecimento sólido sobre efeitos, dosagens e possíveis interações. Estudos científicos recentes fornecem novas informações sobre os complexos mecanismos de ação dos ingredientes vegetais e seu potencial terapêutico na medicina equina.

„O tomilho contém óleos essenciais com propriedades expectorantes e antibacterianas e é utilizado em cavalos com cerca de 2-3 g de erva seca por 100 kg de peso corporal como suplemento alimentar ou infusão de feno.“

2. 1. 1. Ervas medicinais para vias respiratórias

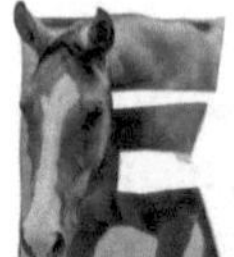m cavalos, as doenças respiratórias desempenham um papel significativo, uma vez que esses animais, como antigos habitantes das estepes, reagem de forma particularmente sensível à manutenção em estábulos e às influências ambientais associadas [s66]. A aplicação direcionada de ervas medicinais pode atuar de forma auxiliar e melhorar significativamente o bem-estar dos animais. Diversas ervas medicinais tradicionais, que têm sido utilizadas na medicina equina há séculos, mostraram-se especialmente eficazes. O

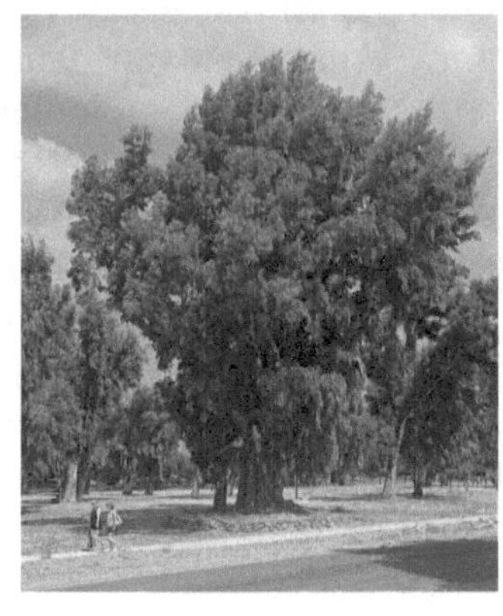

Eucalipto [i24]

tomilho, por exemplo, contém óleos essenciais com propriedades expectorantes e antibacterianas. Na prática, é comum adicionar tomilho à ração ou pulverizá-lo sobre o feno. Para isso, recomenda-se usar cerca de 2-3 g de erva seca por 100 kg de peso corporal. O eucalipto é outra erva medicinal importante para as vias respiratórias. Suas propriedades desinfetantes e expectorantes o tornam um valioso auxiliar em casos de vias respiratórias obstruídas. Na aplicação, a inalação é especialmente recomendada: para isso, água quente com algumas gotas de óleo de eucalipto é preparada em um balde e oferecida ao cavalo para inalação por cerca de 10-15 minutos [s66]. Uma nova abordagem promissora no tratamento de doenças respiratórias é o uso de curcumina solúvel em água. Estudos científicos demonstraram que essa substância pode reduzir a produção de compostos de oxigênio prejudiciais devido às suas propriedades anti-inflamatórias [s67]. A administração por inalação é especialmente eficaz, sendo que a forma solúvel em água apresenta uma bioatividade significativamente melhor do que a curcumina convencional.

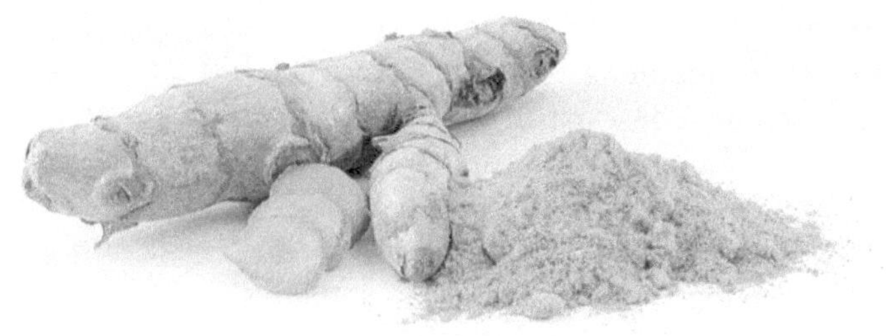

Curcumina [i23]

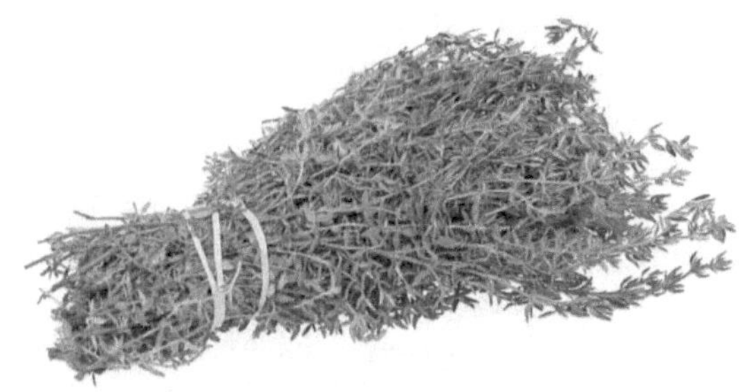

Tomilho [i25]

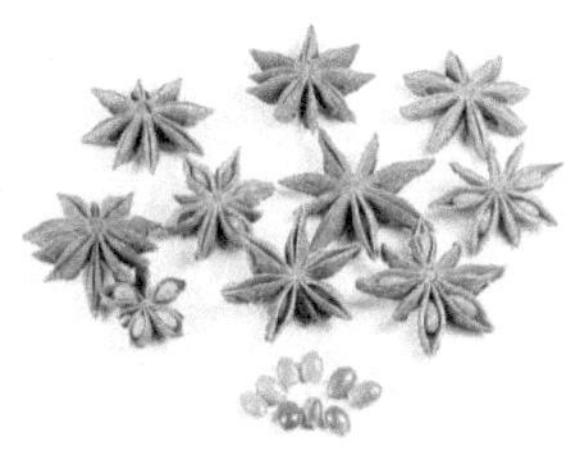

Anis [i26]

Hortelã e funcho são outras ervas medicinais comprovadas que podem ser bem combinadas. Enquanto a hortelã, com seu efeito refrescante, desobstrui as vias respiratórias, o funcho auxilia na expectoração. Na prática, ambas as ervas podem ser preparadas como chá e utilizadas para inalação ou misturadas à água de beber. O sálvia tem se mostrado especialmente eficaz no tratamento de estados irritativos agudos das vias respiratórias. Sua ação antibacteriana o torna um valioso auxiliar em infecções iniciais. Na prática, a administração como

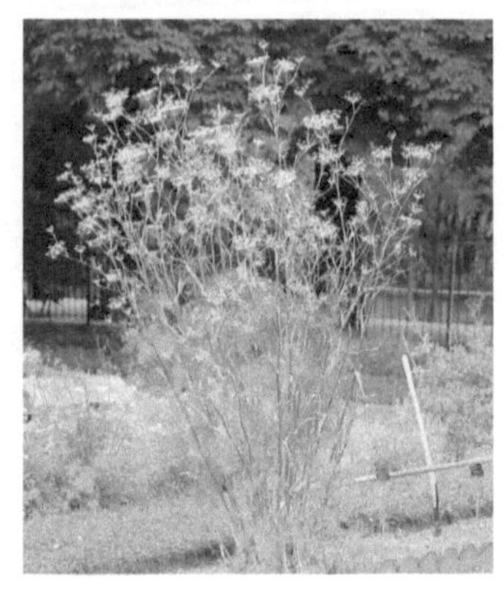

Funcho [i27]

infusão de chá, que é misturada à ração, tem se mostrado eficaz. O anis completa o espectro das ervas respiratórias e é especialmente valorizado por suas propriedades antiespasmódicas. Ele pode ser bem combinado com outras ervas e melhora sua eficácia [s66]. Ao aplicar ervas medicinais, é importante observar algumas regras básicas. A dosagem deve sempre ser ajustada ao peso do cavalo. Além disso, as ervas não devem ser utilizadas de forma contínua, mas em ciclos de 2-3 semanas. Especialmente em casos de doenças crônicas, é aconselhável discutir o tratamento com o veterinário [s66]. Resultados de pesquisas sobre a eficácia da curcumina solúvel em água mostram resultados promissores: o tratamento levou a uma redução significativa dos marcadores inflamatórios no líquido brônquico, sem afetar a quantidade de células de defesa [s67]. Isso sugere que a curcumina atua de forma direcionada nos processos inflamatórios, sem prejudicar os mecanismos naturais de defesa do corpo. A combinação de diferentes ervas medicinais pode muitas vezes potencializar sua eficácia. No entanto, deve-se ter cuidado para não utilizar muitas ervas ao mesmo tempo. Uma mistura comprovada consiste, por exemplo, em partes iguais de tomilho, sálvia e funcho, que podem ser preparadas como chá e adicionadas à ração.

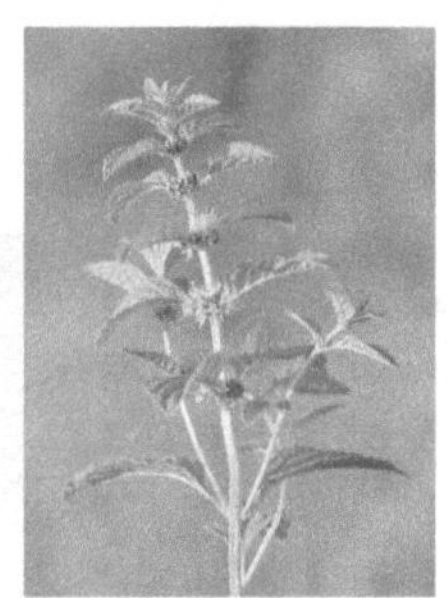

Hortelã [i28]

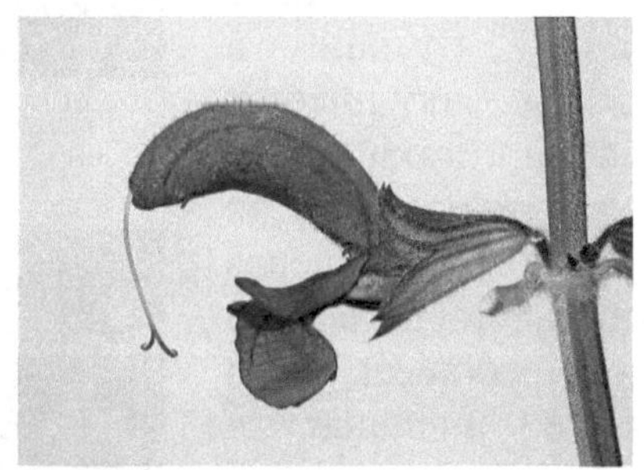

Sálvia [i29]

2. 1. 2. Ervas digestivas

Problemas digestivos em cavalos podem ser tratados de forma eficaz com o uso direcionado de ervas medicinais. A fitoterapia tradicional oferece um rico acervo de experiências, que é confirmado e ampliado por descobertas científicas modernas [s68]. O dente-de-leão desempenha um papel fundamental. Sua ação digestiva baseia-se em vários mecanismos: estimula a secreção biliar, apoia os movimentos intestinais naturais e otimiza a produção de ácido gástrico [s68]. Na prática, é eficaz misturar dente-de-leão fresco em pequenas quantidades ao feno ou adicionar a erva seca à ração. Deve-se começar com pequenas quantidades e aumentar a dosagem gradualmente. A camomila é especialmente valiosa em distúrbios digestivos de origem nervosa. Suas propriedades antiespasmódicas e calmantes ajudam a aliviar tensões no trato gastrointestinal [s68]. Uma aplicação prática é a preparação de uma infusão

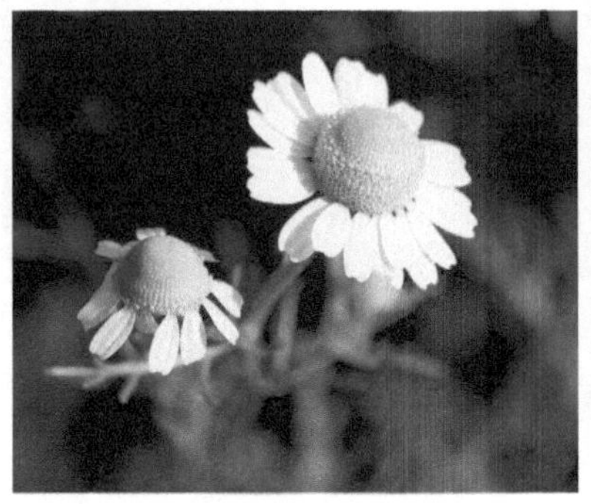

Camomila [i30]

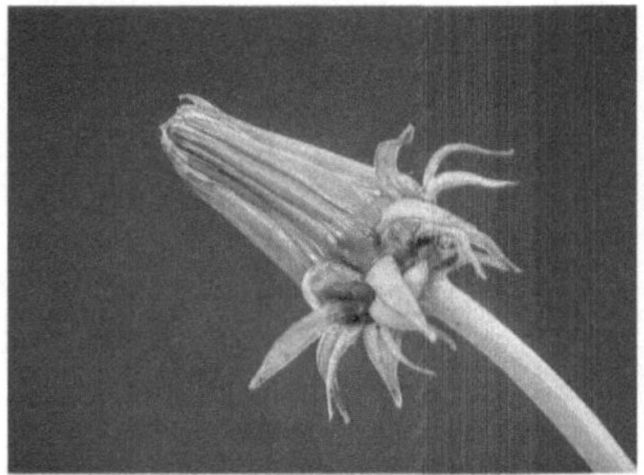

Dente-de-leão [i31]

concentrada de camomila, que é adicionada à água de beber. Para cada 100 kg de peso corporal, recomenda-se uma dose diária de cerca de 15-20 g de flores secas de camomila. Um aspecto particularmente interessante é o efeito dos óleos essenciais na flora intestinal. Estes podem reduzir patógenos e, ao mesmo tempo, promover o crescimento de bactérias intestinais benéficas [s68]. Essa propriedade os torna valiosos auxiliares na restauração de uma flora intestinal saudável, por exemplo, após a administração de antibióticos ou em casos de distúrbios digestivos.

Alfalfa (alfafa) tem se mostrado um tampão natural no trato digestivo. Suas propriedades especiais ajudam a manter um pH saudável no estômago e promovem a digestão de fibras [s69]. Ao alimentar, a alfafa deve ser oferecida idealmente antes da ração concentrada para otimizar seu efeito tampão. A combinação de várias ervas pode aumentar sua eficácia. Estudos científicos mostraram que misturas de ervas especialmente formuladas podem melhorar a digestão de fibras e influenciar positivamente a saúde intestinal [s68]. Uma mistura comprovada consiste em

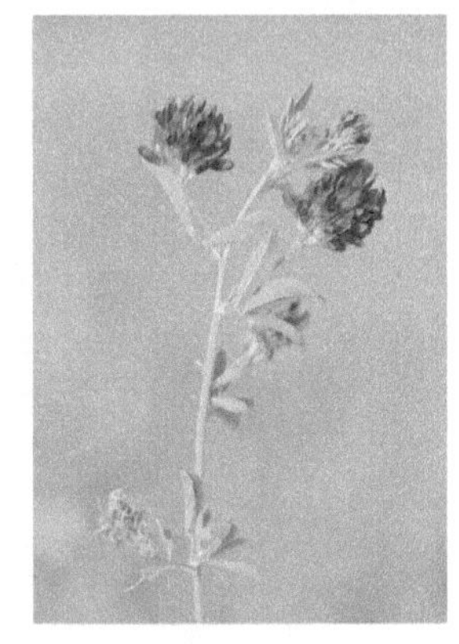

Alfalfa [i32]

partes iguais de dente-de-leão, camomila e alfafa, que é adicionada à ração ao longo de um período de 2-3 semanas. Para a aplicação prática, é importante não combinar as ervas aleatoriamente, mas sim recorrer a misturas testadas. A dosagem deve ser ajustada ao peso do cavalo e o tratamento de problemas crônicos deve ser discutido com o veterinário. Especialmente na primeira aplicação, é aconselhável começar com pequenas quantidades e observar cuidadosamente a reação do cavalo. O uso de pós vegetais como suplemento alimentar tem se estabelecido na alimentação moderna de cavalos [s70]. Esses produtos especialmente desenvolvidos podem apoiar a flora intestinal natural e ajudar em problemas gástricos. Ao escolher, deve-se prestar atenção a produtos de alta qualidade, que foram especificamente desenvolvidos para cavalos. Uma abordagem holística para o suporte digestivo deve considerar, além da administração de ervas, os hábitos alimentares e as condições de manejo. Exercício regular, forragem suficiente e um ambiente livre de estresse são fatores importantes para uma digestão saudável. A aplicação preventiva de ervas digestivas pode ser especialmente útil em situações de estresse, como competições, transportes ou mudanças de estábulo. Aqui, a administração preventiva de ervas calmantes e digestivas tem se mostrado eficaz para prevenir possíveis distúrbios digestivos.

Glossário

Alfalfa

Uma planta da família das leguminosas, que pode crescer até 1
metro de altura e, através de seu sistema radicular profundo, pode
absorver minerais de camadas mais profundas do solo.

patógeno

Patogênico ou causador de doenças - refere-se a organismos como
bactérias ou vírus que podem causar doenças.

2. 1. 3. Plantas que fortalecem o sistema imunológico

O sistema imunológico dos cavalos pode ser efetivamente apoiado por meio da administração direcionada de ervas. Estudos científicos comprovam a eficácia de várias plantas medicinais que têm sido utilizadas na medicina tradicional por séculos [s71]. Echinacea purpurea (Equinácea roxa) desempenha um papel fundamental. A planta comprovadamente aumenta a atividade das células imunológicas e melhora tanto a defesa imunológica celular quanto a humoral [s72]. Na prática, é eficaz administrar Echinacea na forma de tintura ou erva seca durante a estação úmida e fria como profilático. Para cada 500 kg de peso corporal, recomenda-se uma dose diária de 15-20 ml de tintura ou 20-25 g de erva seca.

Glycyrrhiza glabra (Raiz de alcaçuz) apresenta notáveis propriedades imunomoduladoras. Ela ativa macrófagos e granulócitos, apoiando assim a defesa natural do corpo [s73]. Ao aplicar, a raiz deve ser misturada ao alimento na forma de pó ou extrato. É importante que o tratamento seja feito em ciclos de 2-3 semanas, seguidos de uma pausa. Origanum vulgare (Orégano) tem se mostrado um promissor imunomodulador

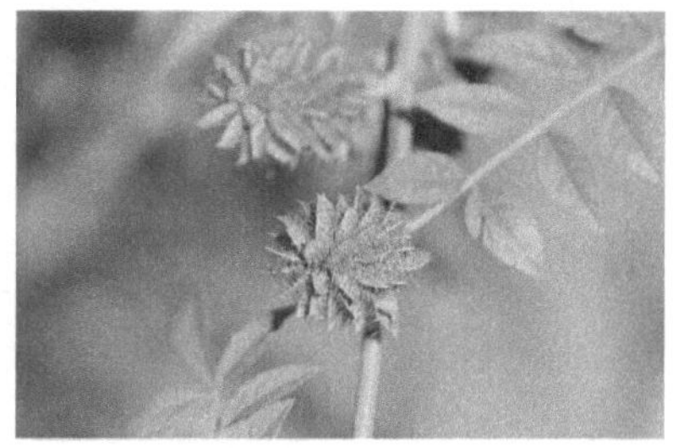

Glycyrrhiza glabra [i33]

[s72]. Seus óleos essenciais possuem ação antimicrobiana e fortalecem o sistema imunológico. Na prática, o orégano pode ser misturado ao alimento fresco ou seco. Um método comprovado é a preparação de uma infusão concentrada, que é adicionada à água de beber.

Curcuma longa (Cúrcuma) e Zingiber officinalis (Gengibre) complementam-se perfeitamente em sua ação de fortalecimento imunológico [s71]. Enquanto a cúrcuma atua especialmente como anti-inflamatório, o gengibre apoia as defesas do corpo por meio de sua ação estimulante do metabolismo. A combinação de ambas as raízes pode ser misturada ao alimento em forma de pó, começando com pequenas quantidades.

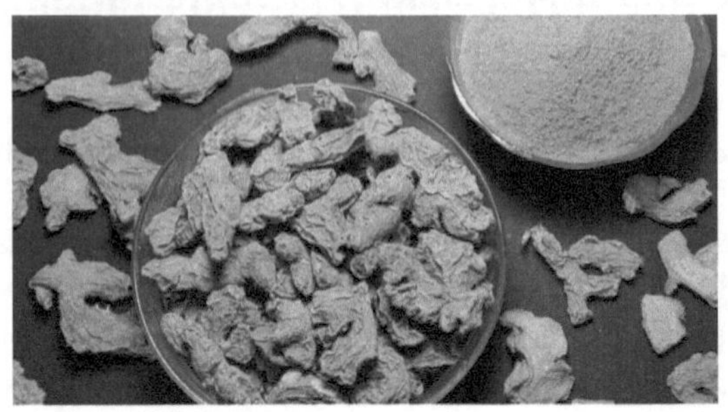

Zingiber officinalis [i34]

Allium sativum (Alho) tem se mostrado um antibiótico natural e promove a produção de imunoglobulinas [s73]. Ao administrar, é importante que o cavalo aceite o sabor. Uma adaptação gradual por meio do aumento progressivo da dose tem se mostrado eficaz.

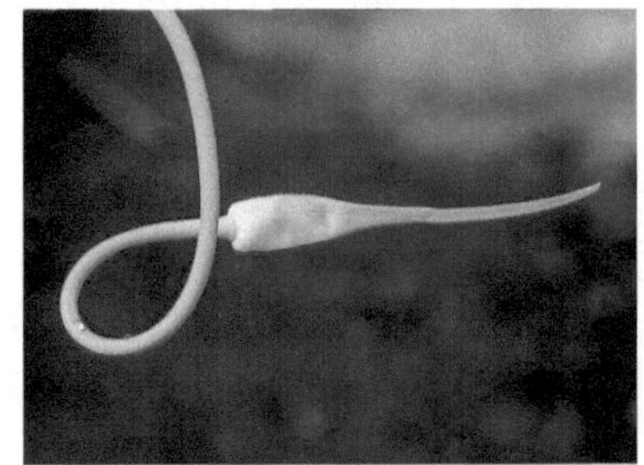

Allium sativum [i35]

Moringa oleifera apresenta propriedades promissoras no apoio ao sistema imunológico [s71]. As folhas são ricas em vitaminas e minerais e podem ser misturadas ao alimento na forma seca. Especialmente na recuperação após doenças, a moringa tem se mostrado valiosa.

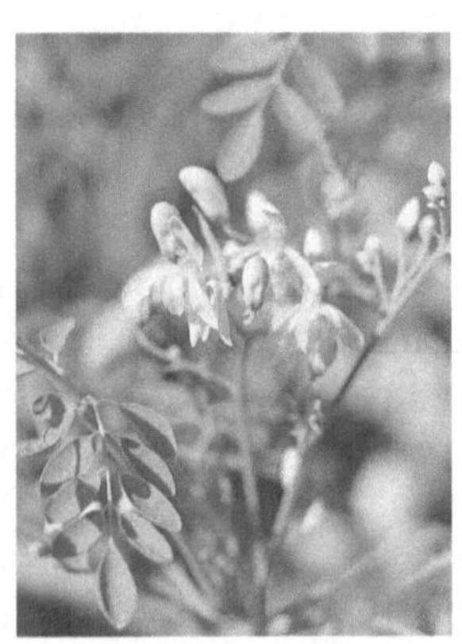

Moringa oleifera [i36]

Na aplicação prática de plantas que fortalecem o sistema imunológico, algumas regras básicas devem ser observadas:
- As ervas devem ser administradas em ciclos (2-3 semanas)
- É recomendável uma combinação de no máximo 3-4 ervas
- A dosagem deve ser ajustada ao peso do cavalo
- Na primeira aplicação, a compatibilidade deve ser observada
- Doenças crônicas requerem consulta com o veterinário

A aplicação preventiva de ervas que fortalecem o sistema imunológico é especialmente eficaz em situações de estresse, como:
- Fases de competição
- Mudança de estábulo
- Estresse de transporte
- Mudanças climáticas
- Mudanças de grupo

Uma mistura básica comprovada para fortalecimento imunológico consiste em:
- 40% Echinacea purpurea
- 30% Origanum vulgare
- 30% Glycyrrhiza glabra

Essa mistura pode ser adicionada ao alimento por 2-3 semanas, seguida de uma pausa de uma semana. Se necessário, o tratamento pode ser repetido. A pesquisa mostra que os <u>fitocompostos</u> contidos nas plantas medicinais, como flavonoides, saponinas e alcaloides, contribuem significativamente para a ação de fortalecimento imunológico [s71]. Essas substâncias não apenas apoiam a defesa direta contra patógenos, mas também otimizam a resposta imunológica do corpo.

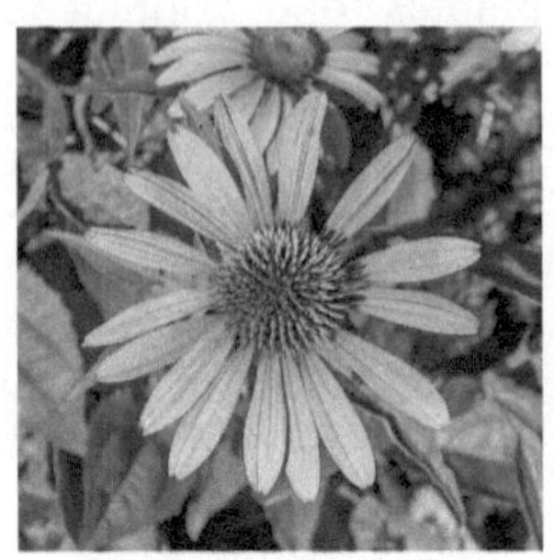

Equinácea-purpúrea [i37]

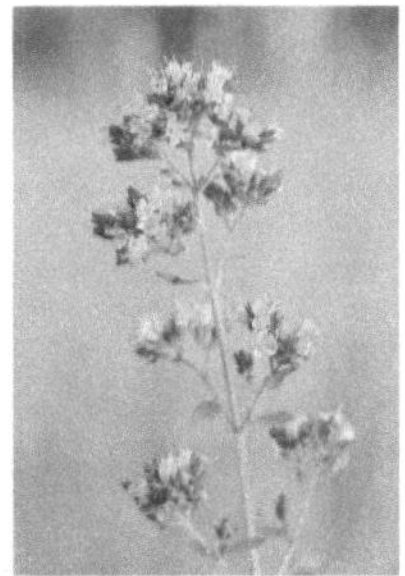

Orégão [i38]

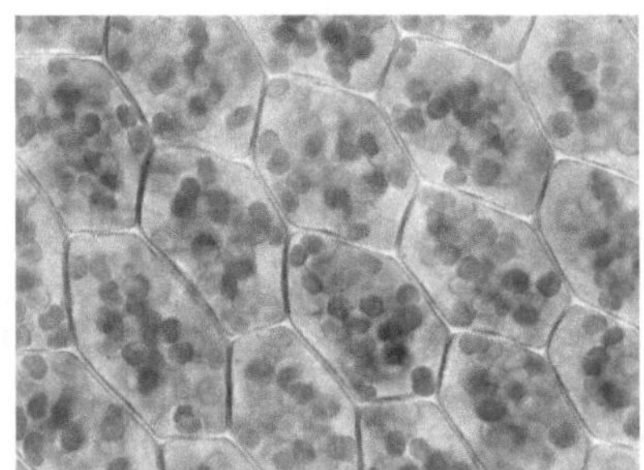

Phytochemikalien [i39]

Glossário

Curcuma longa
Uma planta tropical da família das Zingiberáceas com grandes folhas alongadas e flores amarelas, cujo rizoma é intensamente colorido de amarelo-alaranjado.

Echinacea purpurea
Uma planta perene da América do Norte que pode atingir até 150 cm de altura e possui flores características de cor violeta-rosa com cabeças espinhosas.

Fitocompostos
Substâncias biologicamente ativas das plantas que não pertencem aos principais nutrientes, mas podem desempenhar funções importantes de proteção e sinalização no organismo.

Glycyrrhiza glabra
Uma planta herbácea que pode atingir até 2 metros de altura, com folhas pinadas e flores azuis a violetas, cujas raízes são cerca de 50 vezes mais doces que o açúcar.

Moringa oleifera
Uma árvore de crescimento rápido da família das Moringáceas, que pode atingir até 12 metros de altura e possui folhas trifoliadas.

Origanum vulgare
Uma planta aromática da família das Lamiáceas com caule lenhoso, que cresce selvagem na Europa e na Ásia e possui flores rosa a púrpura.

2. 1. 4. Ervas cicatrizantes

cicatrização em cavalos pode ser efetivamente apoiada pelo uso direcionado de ervas medicinais. Diferentes plantas com seus compostos específicos desempenham um papel importante na regeneração do tecido lesionado e na defesa contra infecções [s74].
Particularmente eficaz é a calêndula (<u>Calendula officinalis</u>) com sua ação cicatrizante e anti-inflamatória. Pode ser aplicada como pomada ou tintura diretamente nas áreas afetadas. É importante limpar bem a ferida antes e realizar o tratamento regularmente. Uma aplicação prática é a fabricação de uma pomada de calêndula: as flores de calêndula são maceradas em azeite de oliva e, em seguida, misturadas com cera de abelha até obter uma consistência pastosa [s74]. A erva de São João (<u>Hypericum perforatum</u>) apresenta propriedades notáveis na cicatrização de feridas. Suas características antibacterianas e de cura de tecidos fazem dela uma valiosa aliada no tratamento de cortes, arranhões e feridas pós-operatórias. Na prática, a aplicação como extrato oleoso tem se mostrado eficaz, sendo aplicada cuidadosamente nas áreas afetadas [s74]. A mirra, um remédio tradicional, é utilizada na cicatrização de feridas devido às suas propriedades <u>antifúngicas</u> e <u>antissépticas</u>.

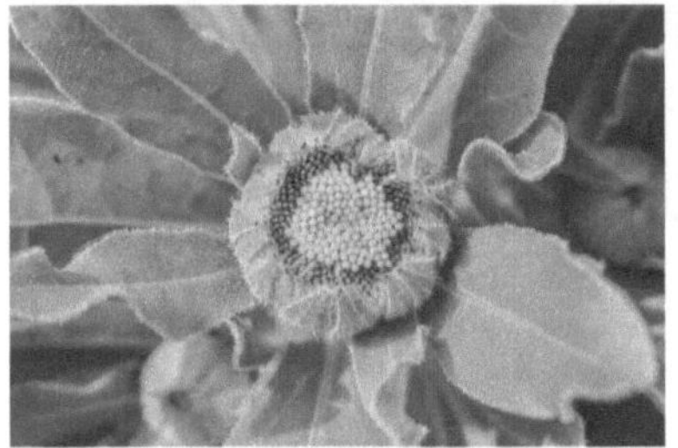

Calendula officinalis [i40]

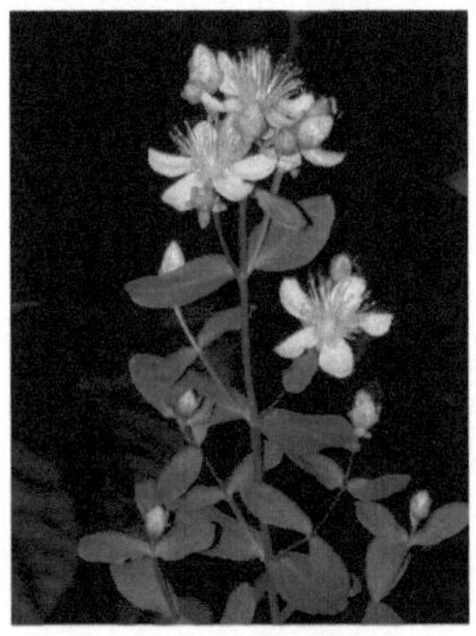

Erva de São João [i41]

Como tintura diluída, pode ser utilizada para limpeza e desinfecção de feridas. A aplicação deve ser testada inicialmente em uma pequena área para garantir a compatibilidade [s74].

Uma abordagem promissora é a combinação de várias plantas medicinais na forma de curativos. Estudos científicos demonstraram que preparações herbais especialmente desenvolvidas podem acelerar a cicatrização de feridas e reduzir o risco de infecções [s75]. Uma combinação eficaz inclui:
- Calêndula para regeneração do tecido

- Erva de São João para efeito antibacteriano
- Camomila para ação anti-inflamatória
- Mil-folhas para controle de sangramento

Na aplicação prática de ervas cicatrizantes, alguns princípios importantes devem ser observados: 1. Limpeza completa da ferida antes de cada tratamento 2. Aplicação estéril dos preparados 3. Controle regular do progresso da cicatrização 4. Documentação do tratamento 5. Em feridas profundas ou muito sujas, sempre consultar um veterinário

A planta-lança (<u>Plantago lanceolata</u>) tem se mostrado particularmente eficaz em lesões superficiais. Seus componentes cicatrizantes apoiam a regeneração natural da pele. Na aplicação tradicional, as folhas frescas são amassadas e colocadas diretamente sobre pequenas feridas [s76]. A combinação de tratamento externo com ervas cicatrizantes e a aplicação interna de plantas imunomoduladoras tem se mostrado especialmente eficaz. As ervas aplicadas internamente apoiam os processos de cicatrização de dentro para fora, enquanto o tratamento externo atua

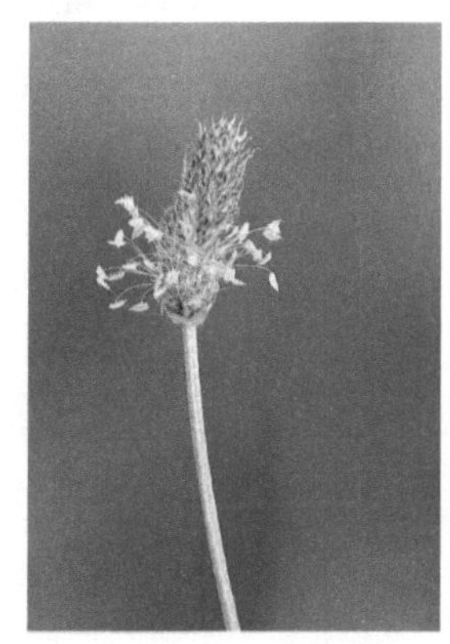

Plantago lanceolata [i42]

diretamente no local da lesão [s75]. Para o tratamento bem-sucedido de feridas com ervas medicinais, uma abordagem sistemática é importante:

1. Fase: Limpeza e desinfecção da ferida
- Limpeza completa com uma tintura de ervas diluída
- Remoção de sujeira e tecido morto

2. Fase: Tratamento da ferida
- Aplicação dos preparados herbais correspondentes
- Proteção da ferida contra influências externas

3. Fase: Apoio à cicatrização
- Controle regular do progresso da cicatrização
- Ajuste do tratamento conforme necessário

Na aplicação de ervas cicatrizantes, é importante apoiar os processos naturais de cicatrização e não interferir. O tratamento deve ser sempre realizado com mãos limpas e materiais estéreis. Em caso de sinais de complicações, como inchaço intenso, formação de pus ou cicatrização retardada, um veterinário deve ser consultado imediatamente.

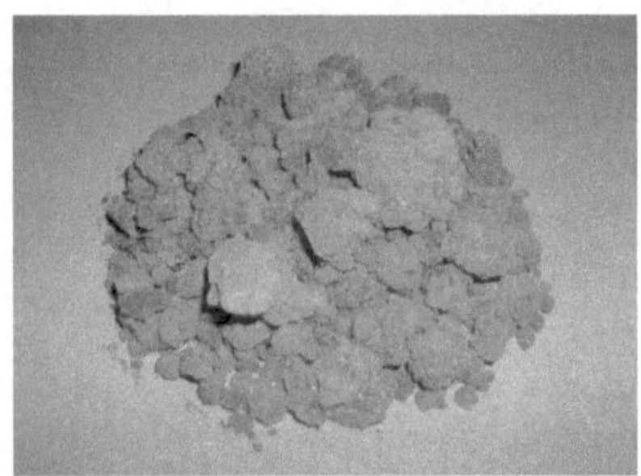

Myrrhe [i43]

Glossário

antifungal
  Refere-se à propriedade de inibir ou matar o crescimento de fungos

antiseptisch
  Refere-se ao efeito germicida ou inibidor sobre microrganismos
  como bactérias e fungos

Calendula officinalis
  Nome em latim da calêndula, que pertence à família das Asteraceae
  e é originária da região do Mediterrâneo

Hypericum perforatum
  Nome em latim da erva de São João, um indicador de solo pobre
  que pertence à família Hypericaceae

Plantago lanceolata
  Nome em latim da planta-lança, uma erva perene da família
  Plantaginaceae com folhas lanceoladas características

* O tomilho contém óleos essenciais com propriedades expectorantes e antibacterianas, a dosagem é de 2-3g de erva seca por 100kg de peso corporal. O curcumina solúvel em água reduz comprovadamente a produção de compostos de oxigênio prejudiciais nas vias respiratórias. Óleos essenciais podem reduzir patógenos de forma direcionada e, ao mesmo tempo, promover o crescimento de bactérias intestinais benéficas. A alfafa atua como um tampão natural no trato digestivo e deve ser administrada idealmente antes da ração concentrada. Echinacea purpurea aumenta comprovadamente a atividade das células imunológicas e melhora tanto a defesa imunológica celular quanto a humoral. Glycyrrhiza glabra ativa macrófagos e granulócitos para apoiar a defesa natural do corpo. Moringa oleifera apresenta propriedades imunomoduladoras promissoras e tem se mostrado especialmente eficaz na recuperação. Uma mistura básica comprovada para fortalecimento imunológico consiste em 40% de Echinacea purpurea, 30% de Origanum vulgare e 30% de Glycyrrhiza glabra. Fitocamicais como flavonoides, saponinas e alcaloides contribuem significativamente para a ação imunomoduladora das plantas medicinais. O hipérico apresenta propriedades antibacterianas e de cicatrização de tecidos no tratamento de cortes, arranhões e feridas pós-operatórias. A mirra atua de forma antifúngica e antisséptica no tratamento de feridas.

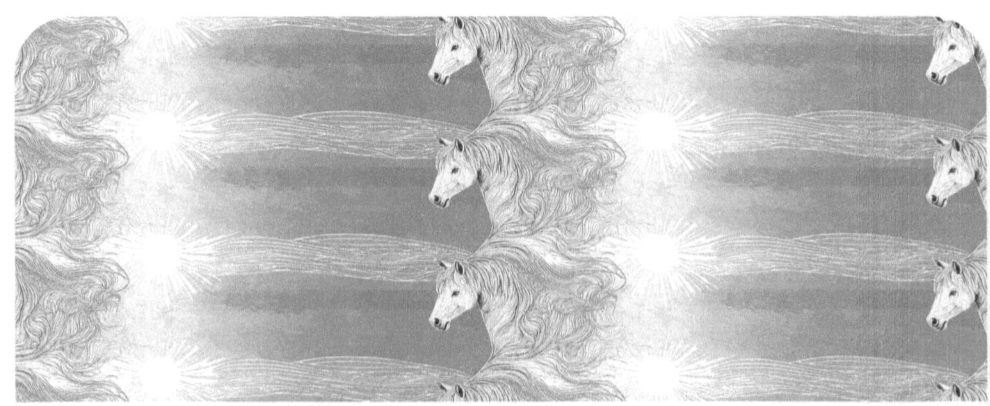

2. 2. Fisioterapia

omo podemos apoiar de forma ideal os processos naturais de cura do corpo do cavalo? Qual é o papel da fisioterapia como abordagem terapêutica holística? Essas questões preocupam terapeutas, veterinários e proprietários de cavalos quando se trata da manutenção da saúde e reabilitação dos equinos. A fisioterapia em cavalos abrange diferentes métodos de tratamento que atuam especificamente no aparelho locomotor, no sistema nervoso e nos processos metabólicos. Desde a terapia manual clássica até técnicas inovadoras de bandagem e formas especializadas de massagem, oferece um amplo espectro de possibilidades para prevenir e tratar desconfortos. Enquanto alguns desses métodos se baseiam em conhecimentos empíricos de milênios, descobertas científicas modernas levaram a uma compreensão mais profunda de seus mecanismos de ação. A integração desses conhecimentos na aplicação prática permite hoje um tratamento preciso e eficaz de diversos problemas de saúde em cavalos. Os próximos trechos iluminam as principais técnicas fisioterapêuticas em detalhe e mostram como elas podem se complementar para alcançar resultados de tratamento ideais.

„A terapia manual não apenas promove a circulação sanguínea e alivia tensões musculares, mas também apoia a drenagem linfática no corpo do cavalo."

2. 2. 1. Terapia Manual

A terapia manual é uma parte central do tratamento fisioterapêutico de cavalos e abrange várias técnicas executadas por terapeutas treinados com as mãos [s77]. Esta forma de terapia visa corrigir limitações de movimento e restaurar a funcionalidade do sistema musculoesquelético. Um aspecto essencial da terapia manual é a massagem, que tem vários efeitos positivos no corpo do cavalo. Ela promove a circulação sanguínea, alivia tensões musculares e apoia a drenagem linfática [s78]. Ao realizar uma massagem, é importante proceder de forma sistemática e observar atentamente as reações do cavalo. Os terapeutas geralmente começam com toques suaves e superficiais, aumentando gradualmente a pressão de acordo com as necessidades individuais do cavalo [s79]. O <u>relaxamento miofascial</u> representa uma forma especial de terapia manual. Aqui, uma pressão direcionada é aplicada ao tecido conjuntivo (fáscias) para liberar aderências e melhorar a mobilidade [s78]. Esta técnica requer um toque delicado, pois o tratamento pode ser desconfortável para o cavalo. Terapeutas experientes ajustam continuamente a intensidade de acordo com as reações do cavalo [s80]. Outro componente importante são os exercícios de alongamento direcionados. Estes ajudam a restaurar o comprimento normal dos músculos e prevenir rigidez [s78]. Os alongamentos devem ser sempre realizados de forma lenta e controlada. Um exemplo prático é a apresentação cuidadosa de uma pata dianteira, mantendo a pata na posição por cerca de 30 segundos para alcançar um alongamento eficaz da musculatura posterior do ombro. A mobilização articular é outra técnica central da terapia manual [s81]. Nela, movimentos passivos das articulações são realizados para melhorar sua mobilidade e otimizar a lubrificação articular [s78]. Esta técnica requer conhecimentos anatômicos sólidos e deve ser realizada exclusivamente por profissionais qualificados. A <u>Terapia NeuroSomática</u> representa uma abordagem integrativa, na qual padrões estruturais e biomecânicos são analisados e corrigidos [s82]. Esta forma de terapia é especialmente eficaz em casos de queixas crônicas e considera a complexa interação entre músculos, tendões e ligamentos. Centros modernos de fisioterapia frequentemente combinam terapia manual com ferramentas tecnológicas, como análises de movimento em vídeo [s83]. Isso permite uma documentação precisa dos progressos do tratamento e uma adaptação contínua da terapia. Para o sucesso a longo prazo do tratamento, o acompanhamento é de grande importância. Os terapeutas frequentemente desenvolvem programas de exercícios individuais que os proprietários de cavalos podem realizar entre as sessões [s79]. Estes podem consistir, por exemplo, em simples exercícios de alongamento ou sequências de movimento controladas. A eficácia da terapia manual baseia-se em vários mecanismos fisiológicos. Além dos efeitos mecânicos diretos sobre tecidos e articulações, também foram comprovadas influências sobre níveis hormonais, <u>atividade parassimpática</u> e circulação sanguínea [s77]. Isso explica o efeito holístico do tratamento sobre o organismo. Um terapeuta profissional adapta o tratamento sempre individualmente ao respectivo cavalo, considerando fatores como idade, condição física e eventuais doenças pré-existentes [s79]. A duração e a intensidade do tratamento são modificadas de acordo com as reações do cavalo, a fim de alcançar resultados ótimos.

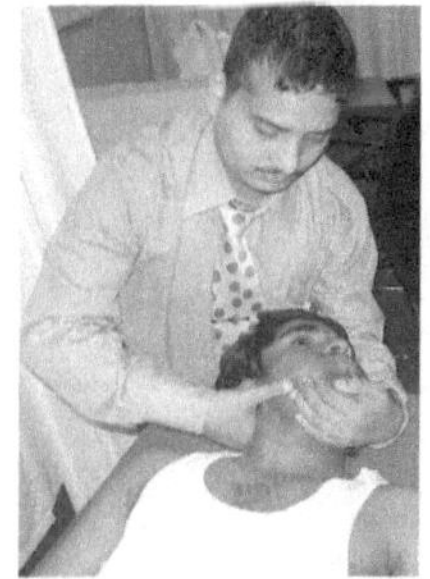

Mobilização articular [i44]

Glossário

parassimpático
Parte do sistema nervoso autônomo, responsável pela recuperação e regeneração do corpo. Também é conhecido como 'nervo de repouso' e promove a digestão e o relaxamento.

miofascial
Refere-se ao tratamento de músculos e suas camadas de tecido conjuntivo circundantes. A terapia baseia-se na compreensão de que essas camadas de tecido formam uma rede interconectada em todo o corpo.

Terapia NeuroSomática
Um método de tratamento holístico que utiliza a conexão entre o sistema nervoso e as estruturas corporais. Foi desenvolvido na década de 1980 e combina elementos de várias abordagens de terapia manual.

2. 2. 2. Bandagem Cinesiológica

bandagem cinesiológica se estabeleceu como um método de tratamento inovador e eficaz na saúde equina. Esta técnica, que se originou da medicina humana, utiliza faixas adesivas elásticas, desenvolvidas especificamente para aplicação terapêutica [s84]. A particularidade reside na composição do material, que, em sua espessura e elasticidade, se assemelha à camada superficial da pele, permitindo uma interação ideal com os tecidos. Nos cavalos, a bandagem cinesiológica tem um amplo espectro de aplicação. É utilizada com sucesso em problemas de tendões e ligamentos, disfunções articulares, bem como no tratamento de inchaços e desvios espinhais [s85]. Um exemplo prático é o tratamento de uma égua com problemas nas costas: através da aplicação direcionada de faixas ao longo da musculatura das costas, não apenas a mobilidade foi melhorada, mas também um estado de ânimo significativamente mais positivo do cavalo foi alcançado. O mecanismo de ação da bandagem cinesiológica baseia-se em diferentes mecanismos. Devido às propriedades elásticas do material, ocorre um suave efeito de elevação da pele, que influencia as camadas de tecido subjacentes [s84]. Essa micromanipulação leva a uma melhor circulação sanguínea e apoia o fluxo linfático, o que é especialmente benéfico em casos de inchaços e edemas. Por exemplo, em um cavalo com inchaço articular, a bandagem pode ser aplicada com uma técnica linfática específica, promovendo ativamente o processo de cicatrização. Outro aspecto importante é o efeito <u>proprioceptivo</u> da bandagem. Através da estimulação constante e suave dos receptores da pele, a consciência corporal do cavalo é aprimorada [s85]. Isso é especialmente valioso na correção de erros posturais ou para apoiar a reabilitação após lesões. Por exemplo, em um cavalo com problemas no ombro, a bandagem direcionada pode otimizar a ativação muscular e influenciar positivamente o padrão de movimento. A aplicação da bandagem cinesiológica requer conhecimentos sólidos e experiência prática. Os terapeutas devem não apenas dominar as diferentes técnicas de bandagem, mas também ter um profundo entendimento da anatomia e biomecânica equina [s86]. Em cursos de formação específicos, eles aprendem a correta aplicação das faixas, a seleção das técnicas adequadas e a avaliação da situação individual do cavalo. É especialmente notável a versatilidade da bandagem cinesiológica. Ela pode ser utilizada tanto na fase aguda de uma lesão quanto em problemas crônicos [s84]. O método também se combina perfeitamente com outras técnicas fisioterapêuticas. Um exemplo prático é a combinação de técnicas de terapia manual com bandagem de suporte, resultando em sucessos de tratamento que muitas vezes duram mais. A aplicação é sempre realizada de maneira sistemática: primeiro, é feita uma análise minuciosa do problema, em seguida, a técnica de bandagem apropriada é selecionada e a faixa é aplicada levando em consideração a anatomia individual e os padrões de movimento do cavalo [s87]. A eficácia deve ser monitorada continuamente para que ajustes possam ser feitos, se necessário. Outra vantagem da bandagem cinesiológica é a possibilidade de prolongar a ação terapêutica entre as sessões de tratamento [s84]. A faixa pode permanecer no cavalo por vários dias, dependendo da aplicação e da compatibilidade da pele, apoiando continuamente o processo de cicatrização durante esse período. Isso é especialmente valioso no tratamento de queixas crônicas ou na fase de reabilitação após lesões.

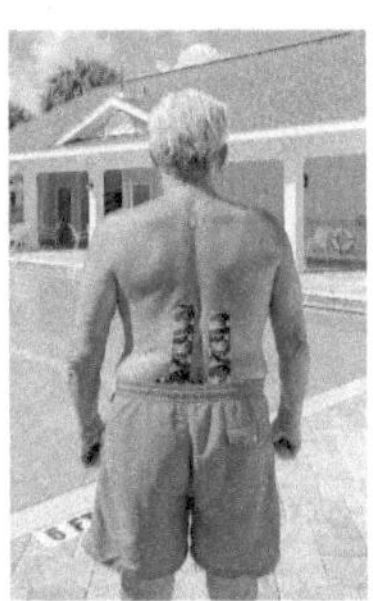

bandagem kinesiológica [i45]

Glossário

proprioceptivo
Refere-se à percepção do corpo no espaço através de células sensoriais especiais em músculos, tendões e articulações. Essa percepção é importante para o equilíbrio e a coordenação.

2. 2. 3. Técnicas de massagem

A terapia de massagem em cavalos abrange várias técnicas especializadas, que são aplicadas de forma direcionada para promover a saúde e o desempenho do animal [s88]. Diferente de carícias superficiais, trata-se de métodos de tratamento sistemáticos que exigem conhecimentos anatômicos sólidos.

Uma técnica central é o <u>Shiatsu</u>, uma forma de massagem originária do Japão. Aqui, a pressão é aplicada de forma direcionada com dedos, mãos, cotovelos e até joelhos em pontos específicos ao longo dos canais de energia (<u>Meridianos</u>) [s88]. Um terapeuta experiente pode, por exemplo, em um cavalo com musculatura das costas tensa, liberar bloqueios através de um trabalho sistemático ao longo dos meridianos da bexiga. O tratamento sempre começa de forma suave e a

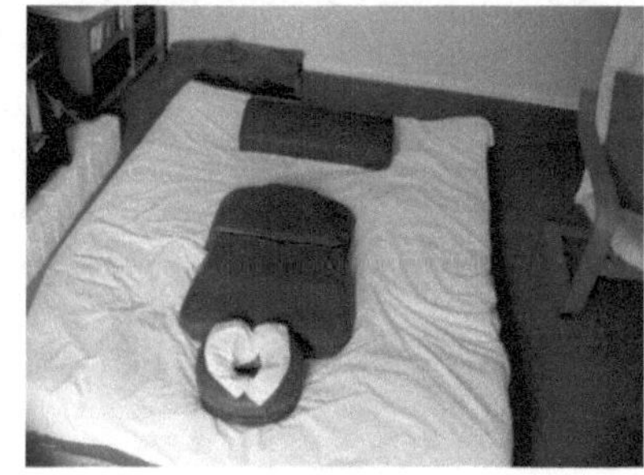

Shiatsu [i46]

intensidade é ajustada de acordo com as reações do cavalo. A <u>Acupressão</u> representa outra técnica de massagem importante, onde a pressão é aplicada em pontos corporais específicos com as pontas dos dedos [s88] [s89]. Esses pontos correspondem aos pontos de acupuntura conhecidos da medicina tradicional chinesa. Um exemplo prático de aplicação é o tratamento do ponto "Bexiga 60" na parte traseira para aliviar tensões na musculatura lombar. O terapeuta aplica uma pressão suave e circular por cerca de 30-60 segundos. Particularmente em cavalos jovens, uma combinação de várias técnicas de massagem tem se mostrado benéfica [s90]. Especialmente durante as fases de crescimento, tratamentos regulares podem ajudar a equilibrar cargas unilaterais e desenvolver uma melhor consciência corporal. Um protocolo típico de tratamento poderia consistir, por exemplo, em uma massagem Shiatsu de 15 minutos seguida de acupressão direcionada em pontos relevantes. O efeito terapêutico das massagens baseia-se em vários mecanismos fisiológicos [s91]. Além da influência mecânica direta nos tecidos, também são considerados aspectos energéticos. O tratamento visa liberar bloqueios e harmonizar o fluxo de energia no corpo. Isso pode ter um impacto positivo na qualidade do movimento e no bem-estar geral do cavalo. Para o sucesso sustentável do tratamento, a frequência e a intensidade corretas das massagens são decisivas [s88]. Em problemas agudos, várias sessões por semana podem ser úteis, enquanto para prevenção, sessões mensais muitas vezes são suficientes. Um plano de tratamento individual considera fatores como idade, tipo de uso e eventuais doenças pré-existentes do cavalo. A integração de técnicas de massagem em um conceito terapêutico holístico tem se mostrado particularmente eficaz [s90]. As massagens são combinadas com exercícios de condicionamento direcionados. Um exemplo seria a massagem da musculatura do ombro antes da prática de exercícios de alongamento, para otimizar a mobilidade. A eficácia do tratamento pode ser verificada através da documentação regular dos progressos. Os terapeutas prestam atenção especial a mudanças na tensão muscular, na qualidade do movimento e no comportamento geral do cavalo. Essas observações são incorporadas ao planejamento do tratamento e permitem uma otimização contínua da terapia.

Glossário

Acupressão

Um método de cura onde a pressão dos dedos em pontos corporais específicos pode aliviar desconfortos, baseado no mesmo princípio da acupuntura, mas sem agulhas

Meridiano

Canais de energia invisíveis no corpo, que, segundo a medicina oriental tradicional, transportam a energia vital e conectam uma rede de mais de 360 pontos

Shiatsu

Um método de tratamento holístico da medicina tradicional japonesa, que se baseia na teoria da energia vital 'Ki' e ativa as forças de autocura através de pressão suave a profunda

Resumo - 2. 2. Fisioterapia

- A terapia manual combina massagem, relaxamento miofascial e mobilização articular para restaurar a funcionalidade do aparelho locomotor.

- A terapia NeuroSomática analisa e corrige padrões estruturais e biomecânicos em queixas crônicas.

- Centros modernos de fisioterapia utilizam análises de movimento em vídeo para a documentação precisa dos progressos do tratamento.

- A terapia manual influencia comprovadamente os níveis hormonais, a atividade parassimpática e a circulação sanguínea.

- A bandagem kinesio utiliza faixas elásticas que se assemelham à espessura e elasticidade da camada da pele.

- A micromanipulação através da bandagem melhora a circulação sanguínea e o fluxo linfático por meio de um efeito de elevação da pele.

- O efeito proprioceptivo da bandagem otimiza a consciência corporal por meio da estimulação constante dos receptores da pele.

- A massagem Shiatsu trabalha sistematicamente ao longo dos meridianos com pressão dos dedos, mãos, cotovelos e joelhos.

- A acupressão trata pontos específicos como "Bexiga 60" para a liberação direcionada de tensões.

- A integração de técnicas de massagem com exercícios de condicionamento demonstra uma eficácia terapêutica especial.

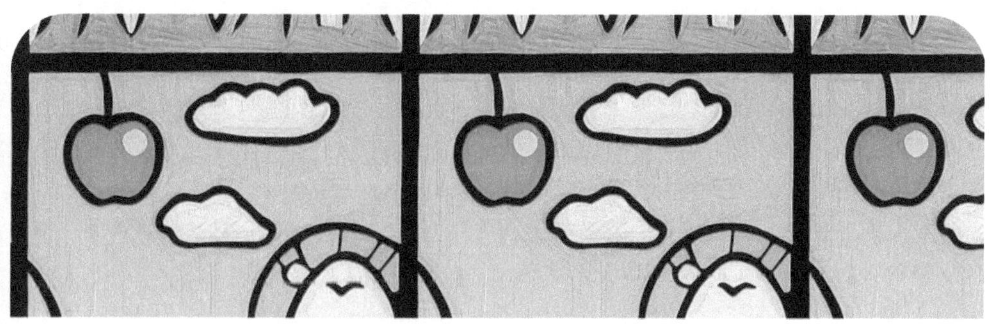

2. 3. Terapias Alternativas

A busca por formas de terapia eficazes e compatíveis para cavalos ocupa tanto veterinários quanto proprietários de cavalos. Enquanto a medicina convencional oferece métodos de tratamento indispensáveis, o interesse por abordagens terapêuticas complementares cresce continuamente. Mas quais métodos de tratamento alternativos se estabeleceram na medicina equina? Como pode sua eficácia ser classificada cientificamente? E qual papel podem desempenhar no conceito geral de saúde equina? Os seguintes trechos iluminam quatro formas significativas de terapia alternativa - acupuntura, osteopatia, homeopatia e terapia floral de Bach. Cada um desses métodos se baseia em fundamentos teóricos e experiências práticas próprias. Uma análise objetiva de suas possibilidades e limitações ajuda proprietários de cavalos e terapeutas a tomar decisões informadas para o bem-estar de seus animais.

„A acupuntura promove comprovadamente a liberação de células-tronco mesenquimatosas na corrente sanguínea, que por sua vez produzem proteínas anti-inflamatórias e opioides endógenos.“

2. 3. 1. Acupuntura

acupuntura, um método de cura milenar da China, está ganhando cada vez mais importância na medicina equina moderna [s92]. Como parte da Medicina Veterinária Tradicional Chinesa (MVTC), baseia-se no conceito de Qi - a energia vital - e visa estabelecer um equilíbrio harmônico no organismo [s93]. Na prática, agulhas muito finas são colocadas em pontos específicos do corpo. Esses pontos de acupuntura se destacam por uma concentração particularmente alta de terminações nervosas livres, arteríolas, células mastocitárias e vasos linfáticos [s93]. Estudos científicos demonstraram que a estimulação desses pontos leva à liberação aumentada de endorfinas, substâncias anti-inflamatórias e hormônios [s94]. Uma abordagem particularmente inovadora é a eletroacupuntura, na qual uma corrente elétrica fraca é aplicada entre duas agulhas [s92]. Esta variante moderna promove comprovadamente a liberação de células-tronco mesenquimatosas (MSCs) na corrente sanguínea, que, por sua vez, produzem proteínas anti-inflamatórias e opioides endógenos [s95]. O espectro de aplicação da acupuntura em cavalos é notavelmente amplo. Na medicina reprodutiva, é utilizada com sucesso em problemas como anoestro, infecções uterinas ou libido reduzida em garanhões [s96]. No tratamento de doenças respiratórias, incluindo asma, a acupuntura mostra resultados promissores [s97]. Ela se destaca especialmente em queixas musculoesqueléticas, como rigidez no pescoço, dor nas costas e alterações artríticas [s92]. Uma sessão típica de tratamento dura cerca de uma hora, e a maioria dos cavalos tolera bem o procedimento, relaxando durante o tratamento. Em alguns casos, uma leve sedação pode ser útil [s92]. Para o sucesso do tratamento, geralmente são necessárias pelo menos três sessões [s92]. Um terapeuta experiente realizará um exame miofascial completo antes do início do tratamento e identificará possíveis pontos gatilho [s92]. Experiências práticas mostram que a acupuntura é particularmente eficaz quando utilizada como terapia complementar ao tratamento convencional [s98]. Por exemplo, pode reduzir o tempo de cicatrização de lesões tendinosas ou aumentar a eficácia de terapias clássicas para dor [s93]. Em doenças crônicas como a artrose, muitos proprietários de cavalos relatam uma melhoria significativa na mobilidade de seus animais e uma redução na necessidade de medicamentos para dor. Um aspecto importante da MVTC é a consideração individual de cada cavalo. De acordo com este conceito, cada animal possui uma personalidade específica, relacionada aos cinco elementos, que deve ser levada em conta no planejamento do tratamento [s93]. Com base nisso, o terapeuta elabora um plano de tratamento personalizado, que pode incluir várias técnicas, como acupuntura clássica, eletroacupuntura, aquapuntura ou massagem de pontos de acupuntura [s93]. Para os proprietários de cavalos, é importante entender que a acupuntura não é uma terapia milagrosa e não deve ser utilizada como única forma de tratamento [s97]. Em vez disso, ela exerce seu melhor efeito como parte de um conceito terapêutico holístico que inclui tanto métodos tradicionais quanto modernos [s98]. O número crescente de centros especializados e terapeutas qualificados [s99] torna essa valiosa forma de terapia acessível a muitos proprietários de cavalos hoje.

Glossário

Anoestro
Uma fase de inatividade sexual em éguas, na qual não ocorrem sintomas de cio

Aquapuntura
Uma variante da acupuntura, na qual líquidos são injetados em pontos de acupuntura

Arteríola
Pequenas artérias com diâmetro de 0,04 a 0,1 milímetros, que regulam o fluxo sanguíneo nos tecidos

Célula mastocitária
Células imunológicas especiais que armazenam importantes mensageiros e podem liberá-los quando necessário

Endorfina
Analgésicos naturais do corpo, também conhecidos como 'hormônios da felicidade', que aumentam o bem-estar

Miofascial
Refere-se à conexão entre músculos e o tecido conjuntivo que os envolve

Célula-tronco mesenquimatosa
Células especiais no corpo que podem se desenvolver em diferentes tipos de tecidos, como osso, cartilagem ou tecido muscular

Ponto gatilho
Nódulos dolorosos na musculatura que podem causar dor irradiada ao serem tocados

Qi

Uma energia vital fundamental segundo a concepção chinesa, que flui através de canais invisíveis (meridianos) no corpo e controla suas funções

2. 3. 2. Osteopatia

A Osteopatia é uma forma de terapia manual holística que considera o corpo como uma unidade funcional e se baseia em processos naturais de cura [s100]. Em cavalos, este método de tratamento tem se mostrado especialmente valioso, pois não requer intervenções invasivas ou medicamentos adicionais [s101]. Os princípios fundamentais do tratamento osteopático baseiam-se na suposição de que todos os sistemas do corpo estão em uma estreita inter-relação. O terapeuta utiliza suas mãos treinadas para detectar e tratar disfunções no sistema musculoesquelético, nos órgãos internos e no sistema nervoso. Técnicas suaves são empregadas para ativar as forças de autocura do corpo. Um aspecto essencial da osteopatia equina é o exame inicial detalhado. O terapeuta observa primeiro o cavalo em repouso e em movimento para identificar assimetrias ou limitações de

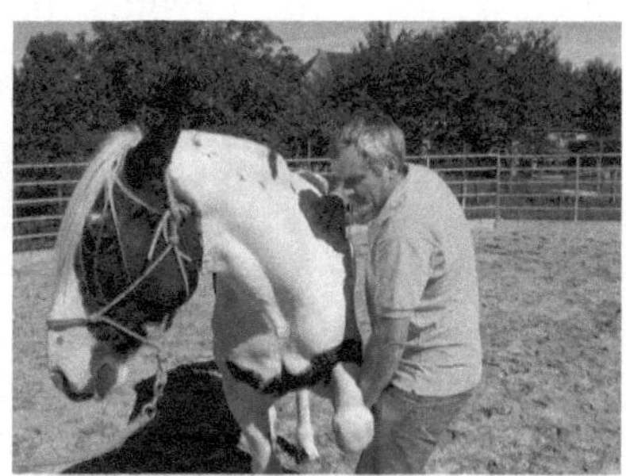

Osteopatia [i47]

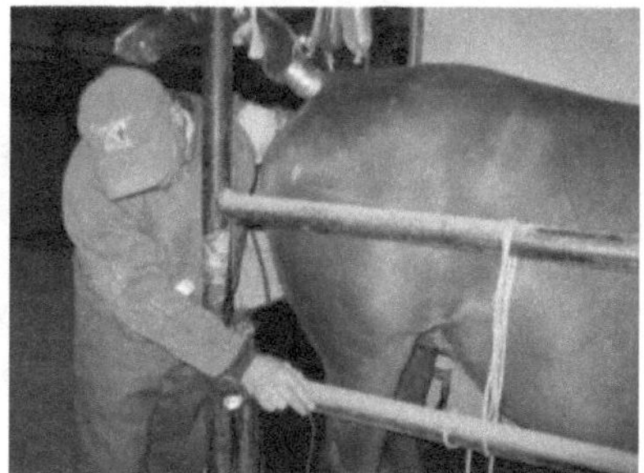

Palpação [i48]

movimento. Em seguida, realiza-se uma palpação sistemática de todo o corpo. A reação do cavalo a toques específicos é particularmente reveladora - um afastamento ou esquiva pode indicar áreas dolorosas. O tratamento em si abrange várias técnicas, como mobilizações suaves, movimentos rítmicos e técnicas de impulso específicas. Um osteopata experiente, por exemplo, ao tratar um cavalo com problemas nas costas, não apenas abordará a região dolorosa óbvia, mas também buscará possíveis causas em outras áreas do corpo. Desvios na região pélvica podem levar a tensões nas costas. Estudos científicos comprovam os efeitos positivos do tratamento osteopático. Foi demonstrado que a terapia pode aumentar o limiar nociceptivo em cavalos com e sem dor nas costas [s101]. Isso significa, na prática, uma tolerância à dor melhorada e maior mobilidade. Os benefícios do tratamento osteopático são diversos. Além da melhoria do estado geral de saúde e do bem-estar emocional, os cavalos tratados se beneficiam de uma melhor mobilidade articular e de uma recuperação otimizada após lesões [s102]. Especialmente interessante para cavalos de esporte é a possibilidade de aumentar o desempenho e minimizar o risco de lesões por meio de tratamentos osteopáticos regulares. Um aspecto importante da osteopatia equina moderna é a integração da <u>Osteopatia Craniana</u> [s102]. Esta forma sutil de tratamento lida com os movimentos finos dos ossos do crânio e sua influência sobre todo o sistema. Especialmente em casos de aversão à cabeça ou após tratamentos dentários, essa técnica específica pode ser muito útil. Para um tratamento bem-sucedido, a colaboração entre osteopata, veterinário e proprietário do cavalo é essencial. O proprietário deve observar algumas regras básicas de comportamento após o tratamento: o cavalo não deve realizar trabalho intenso por 24-48 horas, mas um leve movimento é benéfico. Também deve-se trabalhar em solo macio para permitir que o corpo se reorganize. A organização profissional para osteopatas equinos, fundada em 2013, contribui para o desenvolvimento contínuo dessa forma de terapia por meio de pesquisa e educação [s100]. Isso garante altos padrões de qualidade e uma melhoria contínua dos métodos de tratamento. Para os proprietários de cavalos, é importante saber que a osteopatia pode ser utilizada tanto de forma preventiva quanto terapêutica. Check-ups regulares podem ajudar a identificar e tratar problemas precocemente, antes que se manifestem. Em casos de queixas agudas, recomenda-se inicialmente uma avaliação veterinária antes que o tratamento osteopático seja utilizado como terapia complementar.

Osteopatia Craniana

Um ramo especial da osteopatia que lida com os movimentos rítmicos do líquido cefalorraquidiano e sua influência sobre o organismo.

nociceptivo

Refere-se à percepção de estímulos potencialmente danosos (dolorosos) por células nervosas especiais chamadas nociceptores.

Osteopatia

Um método de cura desenvolvido por Andrew Taylor Still no século 19, que se baseia na suposição de que o corpo é capaz de se curar quando todas as estruturas estão otimizadas em mobilidade.

Palpação

Uma técnica de exame médico em que estruturas, características e estados de tensão do corpo são sentidos por meio de palpação sistemática com as mãos.

2. 3. 3. Homeopatia

A <u>Homeopatia</u> como forma de terapia complementar na medicina equina é objeto de controvérsia. Enquanto alguns terapeutas e proprietários de cavalos relatam experiências positivas, organizações veterinárias como o Royal College of Veterinary Surgeons e a British Veterinary Association alertam para a cautela na aplicação [s103]. Um princípio central do tratamento homeopático é a terapia individualizada. Nesse contexto, não são primariamente considerados os sintomas da doença, mas sim a totalidade da apresentação do cavalo - incluindo comportamentos, preferências e aversões - na busca por um remédio [s104]. Essa abordagem holística pode ser especialmente relevante no tratamento de distúrbios comportamentais. Resultados interessantes são apresentados em um estudo sobre o tratamento de comportamentos estereotipados em cavalos. Aqui, foram selecionados remédios homeopáticos específicos de acordo com a <u>constituição</u> individual e o respectivo problema comportamental. A aplicação diária resultou em melhorias mensuráveis no comportamento dos animais [s105]. Na prática, é importante que os proprietários de cavalos administrem os remédios regularmente e de acordo com um esquema estabelecido. A documentação de mudanças comportamentais em um diário de terapia pode ser muito útil. Um relato de caso notável descreve o tratamento bem-sucedido de um cavalo com cicatrização de feridas resistente a terapias. Após um tratamento convencional sem sucesso para uma ferida profunda na perna, a terapia alternativa levou à cura completa em cinco semanas. O acompanhamento ao longo de um ano não mostrou recaídas [s106]. Relatos de casos como esse podem fornecer importantes indicações para futuras pesquisas, mas não substituem estudos sistemáticos. A avaliação científica da homeopatia na medicina veterinária é desafiadora. Vários estudos controlados randomizados até agora não conseguiram demonstrar efeitos que vão além do efeito placebo [s103]. Isso leva à recomendação de que tratamentos homeopáticos sejam utilizados apenas como complementares a terapias baseadas em evidências e não como método de tratamento isolado [s103]. Para proprietários de cavalos e terapeutas, é importante saber que a aplicação de remédios homeopáticos não deve substituir, mas apenas complementar o tratamento veterinário. Em casos de doenças agudas ou graves, deve sempre ser feita primeiro um diagnóstico veterinário. A decisão a favor ou contra um tratamento homeopático complementar deve ser tomada em consulta com o veterinário responsável. Um banco de dados crescente de estudos clínicos e relatos de casos sobre homeopatia veterinária serve como recurso para futuras pesquisas [s107]. Diante de desafios globais como o aumento da resistência a antibióticos, há uma necessidade urgente de investigações científicas de alta qualidade para entender melhor o papel da homeopatia na medicina equina moderna [s106]. Para a aplicação prática, recomenda-se uma abordagem estruturada: inicialmente, deve ser realizada uma <u>anamnese</u> minuciosa, que além das queixas atuais, também registre o temperamento do cavalo, seus hábitos de vida e doenças anteriores. A escolha do remédio é feita então segundo o princípio da similaridade por um terapeuta qualificado. O tratamento exige paciência, mas pode levar a resultados positivos quando realizado de forma consistente [s105].

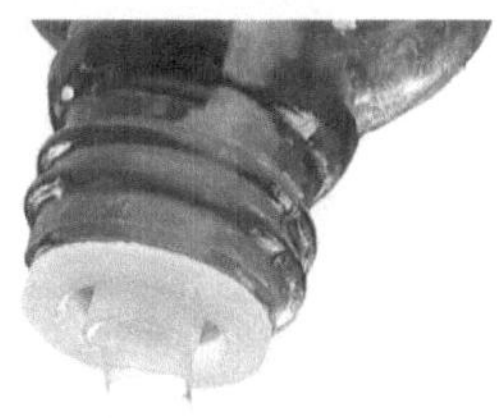

Homeopatia [i49]

Glossário

Anamnese

A investigação sistemática sobre a história de uma doença, incluindo todos os eventos de saúde relevantes e circunstâncias de vida.

Constituição

A totalidade das características físicas e psíquicas de um ser vivo, que determinam sua individualidade e resistência.

Homeopatia

Um método alternativo de cura fundado por Samuel Hahnemann, que se baseia no princípio 'semelhante cura semelhante' e utiliza substâncias atenuadas.

2. 3. 4. Florais de Bach

s Florais de Bach, desenvolvidos na década de 1930 pelo Dr. Bach, representam uma forma suave de terapia alternativa que se concentra especialmente na saúde emocional dos cavalos [s108]. O sistema é baseado em 38 essências florais diferentes, extraídas de plantas, árvores e, em alguns casos, minerais específicos [s109]. Essas essências totalmente não tóxicas podem apoiar naturalmente o equilíbrio emocional e físico do cavalo. A ideia fundamental dessa forma de terapia baseia-se na abordagem holística, que considera que doenças físicas têm uma componente emocional e, portanto, devem ser tratadas de forma integral [s110]. Isso torna os Florais de Bach uma valiosa opção de terapia complementar, especialmente em problemas comportamentais e emocionais.

O espectro de aplicação em cavalos é notavelmente amplo. Os Florais de Bach têm se mostrado particularmente eficazes em:
- Comportamento de grooming excessivo
- Problemas de dominância no grupo
- Ansiedade de separação
- Estados de choque
- Fases de recuperação após cirurgias [s110]

A aplicação prática é descomplicada. As essências podem ser administradas diretamente na língua ou na gengiva do cavalo, ou adicionadas à água de beber. A dosagem recomendada é de duas a quatro aplicações diárias [s109]. Ao usar na água, recomenda-se cerca de 10 gotas por recipiente de água, sendo o risco de overdose considerado muito baixo [s111]. Uma particularidade da terapia floral é a possibilidade de composição individual. Cada uma das 38 essências florais visa um estado emocional específico [s108]. Um terapeuta experiente, após uma análise minuciosa do caráter do cavalo e da problemática apresentada, criará uma combinação personalizada de várias essências. A mistura Rescue, uma combinação especial de cinco essências florais, tem se mostrado especialmente eficaz em situações de estresse agudo. Ela ajuda a restaurar o equilíbrio emocional e pode ser utilizada, por exemplo, antes de competições ou transportes [s109]. Os primeiros efeitos geralmente aparecem após uma a duas semanas de uso regular [s109]. Para resultados sustentáveis, recomenda-se uma duração de tratamento de pelo menos três meses [s112]. A terapia pode ser facilmente combinada com outras formas de tratamento [s113], o que a torna uma valiosa adição à medicina veterinária convencional. Particularmente interessante é o uso dos Florais de Bach na saúde preventiva. Eles podem ajudar a equilibrar desequilíbrios emocionais precocemente, antes que se manifestem em sintomas físicos. Isso os torna uma ferramenta valiosa na gestão de saúde holística dos cavalos. A crescente aceitação dessa forma de terapia também se reflete no fato de que cada vez mais clínicas veterinárias e organizações de proteção animal utilizam os Florais de Bach como uma alternativa suave para apoiar animais com problemas emocionais [s113]. É especialmente valorizado que a personalidade natural do cavalo seja preservada, harmonizando apenas padrões de comportamento indesejados.

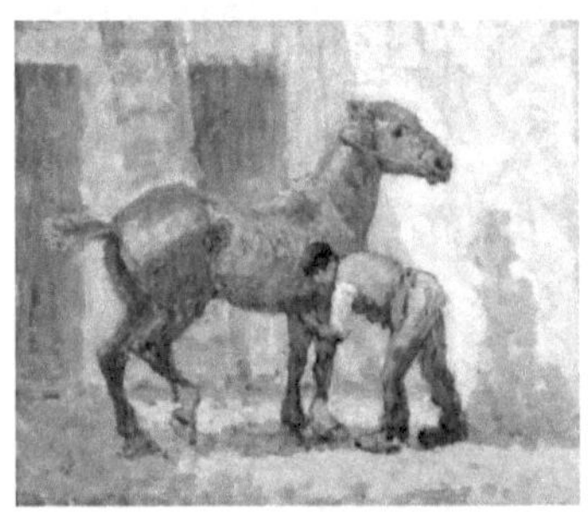

comportamento de limpeza [i50]

Glossário

Comportamento de grooming
Comportamento natural de cuidado entre cavalos, onde se limpam e coçam mutuamente ou a si mesmos. Serve para cuidados com a pelagem e vínculo social.

holístico
Abordagem que considera todos os aspectos de um sistema como um todo, em vez de analisá-los individualmente.

Resumo - 2. 3. Terapias Alternativas

- A acupuntura leva à liberação comprovada de células-tronco mesenquimatosas e opioides endógenos.

- A eletroacupuntura intensifica o efeito terapêutico por meio de correntes elétricas fracas entre as agulhas.

- Os pontos de acupuntura apresentam uma alta concentração de arteríolas, mastócitos e vasos linfáticos.

- O tratamento osteopático aumenta o limiar mecânico nociceptivo em cavalos com dor nas costas.

- A osteopatia craniana trata os movimentos sutis dos ossos do crânio e seus efeitos sistêmicos.

- Uma palpação sistemática de todo o corpo do cavalo permite a identificação de disfunções.

- Tratamentos homeopáticos mostraram sucesso em estudos com comportamentos estereotipados baseados na constituição individual.

- A documentação de mudanças comportamentais em um diário de terapia é essencial para o tratamento homeopático.

- As flores de Bach consistem em 38 essências florais diferentes e visam principalmente a saúde emocional.

- A mistura Rescue, composta por cinco essências florais específicas, é utilizada com sucesso em situações de estresse agudo.

- Comportamentos excessivos de grooming podem ser positivamente influenciados por meio de terapia com flores de Bach.

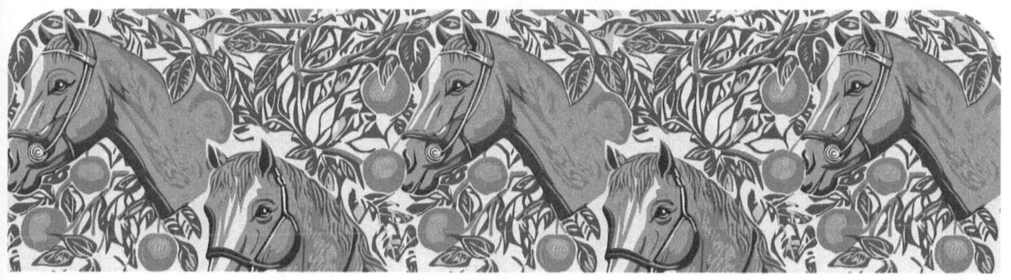

Revisão - 2. Métodos Naturais de Cura

- Ervas medicinais como tomilho e eucalipto atuam de forma eficaz em doenças respiratórias através de seus óleos essenciais.

- Curcumina solúvel em água reduz comprovadamente a produção de compostos de oxigênio prejudiciais.

- A combinação de hortelã e funcho apoia sinergicamente a dissolução do muco.

- Dente-de-leão otimiza a produção de ácido gástrico e apoia os movimentos intestinais naturais.

- Alfafa atua como um tampão natural no trato digestivo e promove a digestão das fibras.

- O relaxamento miofascial dissolve especificamente aderências no tecido conjuntivo através de pressão controlada.

- A eletroacupuntura promove a liberação de células-tronco mesenquimatosas na corrente sanguínea.

- A osteopatia craniana trata os movimentos sutis dos ossos do crânio e seus efeitos sistêmicos.

- Tratamentos homeopáticos mostraram em estudos melhorias mensuráveis em comportamentos estereotipados.

- As flores de Bach comprovadamente apoiam o equilíbrio emocional, especialmente em situações de estresse como torneios.

- A mistura Rescue, composta por cinco flores de Bach específicas, ajuda agudamente na restauração do equilíbrio emocional.

- Embora esses métodos naturais de cura mostrem sucessos impressionantes, um atendimento médico básico fundamentado continua sendo essencial - como exatamente isso deve ser, você descobrirá no próximo capítulo.

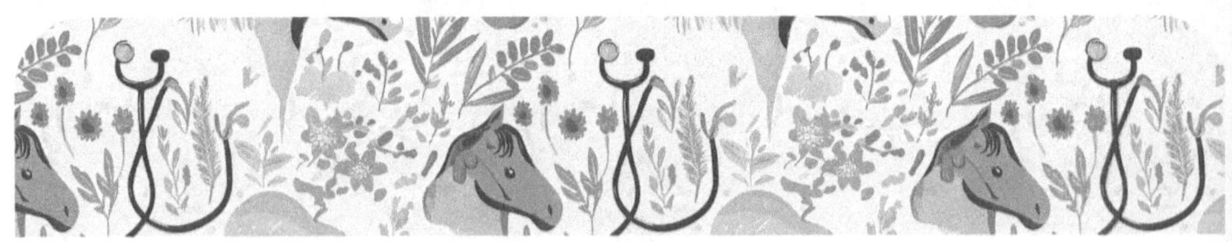

3. Cuidados Médicos Básicos

assistência médica básica para cavalos requer conhecimento sólido, planejamento cuidadoso e ação rápida em situações de emergência. Mas quais materiais devem estar presentes em uma farmácia de estábulo bem equipada? Como reconhecer os primeiros sinais de cólica e quais medidas imediatas devem ser tomadas? A prevenção regular da saúde por meio de vacinas, vermifugações e cuidados dentários forma a base para uma vida saudável do cavalo. Surge, então, a questão sobre a frequência ideal dessas medidas e sua correta execução. O cuidado diário dos cascos também desempenha um papel central - mas quais aspectos devem ser especialmente considerados? Os capítulos a seguir transmitem conhecimentos essenciais sobre a assistência médica básica para cavalos e oferecem recomendações práticas para situações de emergência. Pois apenas quem está preparado e conhece os principais sinais de alerta pode reagir corretamente no momento decisivo e proporcionar ao seu cavalo o melhor atendimento possível.

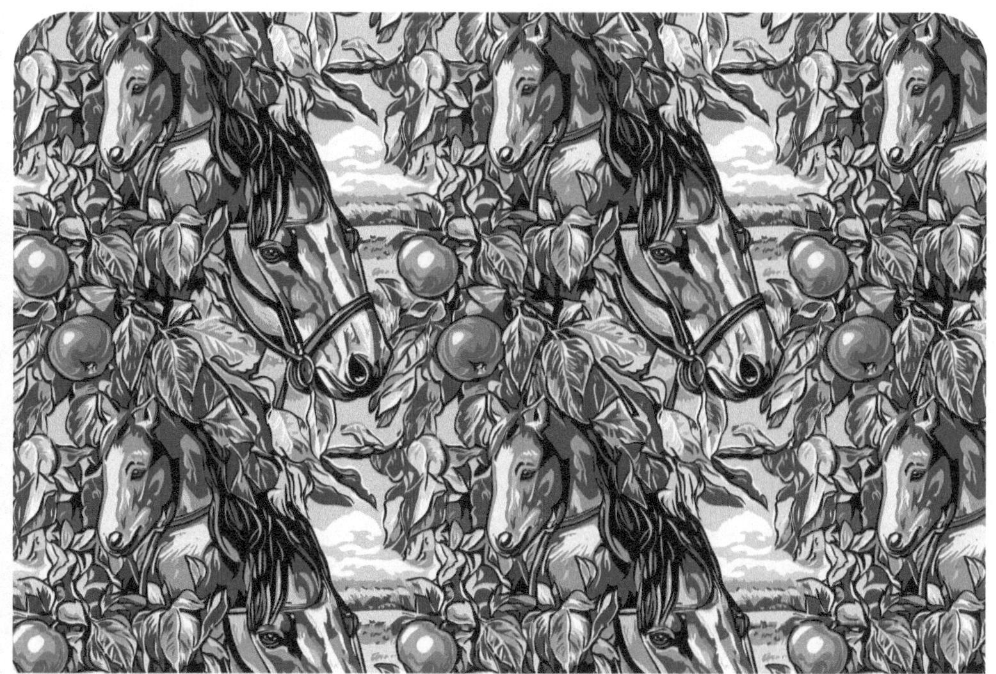

3. 1. Farmácia do Estábulo

A farmácia do estábulo é o coração da assistência médica básica no estábulo de cavalos. Mas o que realmente deve ser incluído? Como organizar os diferentes materiais de forma sensata? E quais aspectos legais devem ser considerados ao armazenar medicamentos? Uma farmácia do estábulo bem planejada não apenas permite um atendimento inicial rápido em caso de emergência, mas também apoia os cuidados diários com a saúde dos cavalos. A organização sistemática de materiais de curativo, medicamentos e desinfetantes desempenha um papel central. Igualmente importante é o controle regular dos estoques e das datas de validade. As seções a seguir mostram detalhadamente como você pode montar sua farmácia do estábulo de forma profissional e mantê-la funcional a longo prazo - para que você esteja otimamente preparado em caso de emergência.

„Uma farmácia bem equipada para estábulos é indispensável para qualquer proprietário de cavalo, pois possibilita o atendimento inicial em caso de emergência e apoia os cuidados diários com a saúde."

3. 1. 1. Equipamento básico

ma farmácia de estábulo bem equipada é indispensável para qualquer proprietário de cavalo, pois permite o atendimento inicial em caso de emergência e apoia os cuidados diários com a saúde. O equipamento básico deve ser cuidadosamente montado e verificado regularmente [s114]. Os componentes essenciais incluem, em primeiro lugar, materiais de curativo. Isso inclui bandagens elásticas e não elásticas em várias larguras, compressas estéreis, algodão para curativos e bandagens autoadesivas. Estes devem estar sempre disponíveis em quantidade suficiente e em vários tamanhos. Para o tratamento de feridas, soluções antissépticas são indispensáveis. Recomenda-se ter tanto desinfetantes coloridos (por exemplo, à base de iodo) quanto não coloridos, pois algumas lesões exigem um controle regular da ferida, que pode ser dificultado pela pele colorida [s114]. Outro aspecto importante é a documentação e organização de contatos de emergência. Crie uma lista à prova d'água com todos os números de telefone importantes, especialmente o do seu veterinário e clínicas equinas próximas. Esta lista deve ser fixada em um local visível na farmácia do estábulo. Adicione os endereços das instituições para que, em caso de emergência, não se perca tempo valioso procurando essas informações [s115]. Para lesões agudas, um pacote de gelo é indispensável [s115]. Tenha tanto compressas de frio instantâneas quanto bolsas de gelo reutilizáveis à disposição. Estas devem estar disponíveis em vários tamanhos para poder resfriar efetivamente tanto lesões menores quanto áreas maiores, como articulações. O armazenamento de medicamentos requer cuidado especial. Todos os medicamentos devem ser armazenados em um armário fechado, seco e fresco. Mantenha uma lista dos medicamentos disponíveis, suas datas de validade e áreas de aplicação. Verifique esta lista mensalmente e substitua medicamentos vencidos ou prestes a vencer em tempo hábil [s114]. Para situações de emergência, é importante ter uma reserva de ração básica. Armazene feno suficiente para pelo menos três dias, bem como uma pequena quantidade do ração habitual. Certifique-se de que, mesmo em caso de falta de energia, haja água suficiente disponível. Um estoque de pelo menos 30 litros por cavalo deve estar sempre pronto [s114]. Particularmente importante é o armazenamento adequado de todos os documentos. Crie um arquivo à prova d'água onde você possa guardar cópias de todos os papéis importantes: passaporte do equídeo, comprovantes de vacinação, resultados laboratoriais atuais e comprovantes de propriedade. Digitalize esses documentos e armazene-os digitalmente para ter acesso rápido em caso de emergência [s114]. A criação de um sistema de organização claro tem se mostrado prática eficaz. Divida a farmácia do estábulo em áreas claramente marcadas: materiais de curativo, medicamentos, resfriamento e documentos. Rotule todas as prateleiras de forma clara e crie um mapa de localização para que outras pessoas possam encontrar tudo rapidamente em caso de emergência. A manutenção regular da farmácia do estábulo deve ser realizada em um ritmo fixo. Crie um calendário de manutenção e verifique mensalmente o estoque, as datas de validade e o estado de todos os materiais. Documente essas verificações por escrito para manter o controle e poder solicitar reposição a tempo.

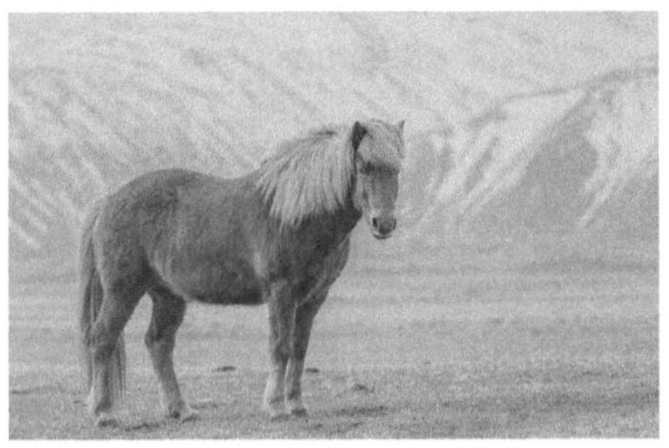

Medicamentos [i51]

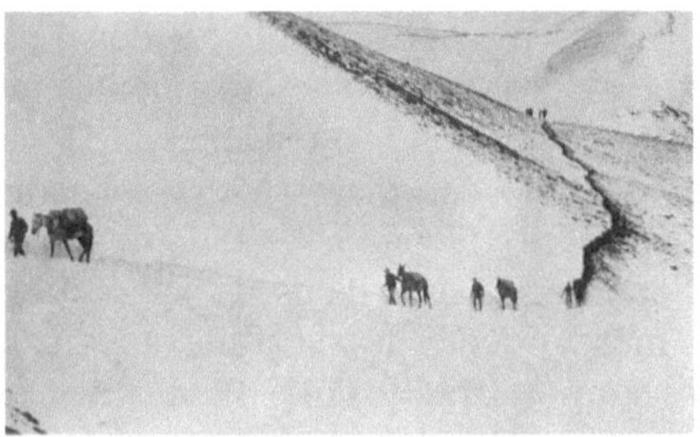

Bolsa de gelo [i52]

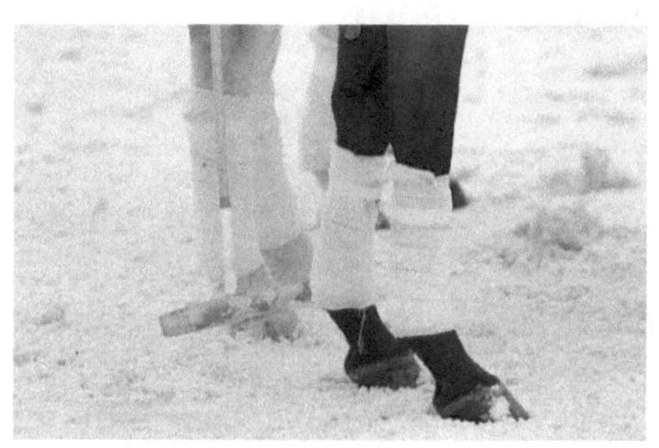

Materiais de bandagem [i53]

3. 1. 2. Material de bandagem

m atendimento profissional de feridas em cavalos requer materiais de bandagem de alta qualidade e selecionados de forma adequada. A escolha e aplicação corretas dos diferentes materiais são decisivas para o sucesso da cicatrização. Para o atendimento básico de feridas, compressas estéreis em vários tamanhos são indispensáveis. Estas devem ser embaladas individualmente para evitar <u>contaminações</u>. Ao aplicar, deve-se garantir que a compressa cubra generosamente as bordas da ferida. Como regra prática, a compressa deve se estender pelo menos 2-3 cm além das bordas da ferida. A algodão de proteção desempenha um papel importante na aplicação de bandagens de proteção. Ele distribui a pressão uniformemente e evita que as bandagens externas cortem a pele. Especialmente em bandagens nos membros, um acolchoamento adequado é essencial. O algodão deve ser aplicado em várias camadas, sendo que cada camada deve ser fixada com uma atadura de fixação solta. Ataduras elásticas são outro componente indispensável dos materiais de bandagem. Elas permitem uma bandagem flexível, mas ainda assim estável. Ao aplicar, a tensão correta é decisiva - bandagens muito apertadas podem prejudicar a circulação sanguínea, enquanto bandagens muito soltas escorregam. Como orientação, a bandagem deve permitir que se pressione cerca de um dedo de largura.

Bandagens autoadesivas mostraram-se especialmente eficazes na fixação de bandagens. Elas não aderem à pele ou ao pelo, mas aderem muito bem a si mesmas. Isso permite uma fixação segura sem a necessidade de materiais de fixação adicionais. Ao aplicar, a bandagem deve ser enrolada com leve tensão e sobreposta. A frequência da troca de bandagens depende do tipo e estado da ferida [s116]. Feridas que exudam muito requerem trocas mais frequentes do que lesões secas e de

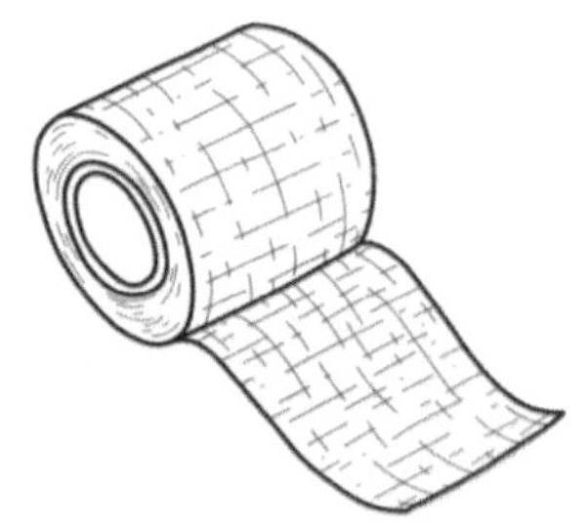

Bandagens autoadesivas [i54]

boa cicatrização. A cada troca de bandagem, a ferida deve ser cuidadosamente limpa com soluções $1 [s117]. Para uma limpeza suave, especialmente, são adequados cotonetes estéreis ou toalhas antissépticas. Em casos especiais, bandagens de gesso podem ser necessárias [s116]. Estas oferecem máxima estabilidade e reduzem significativamente a frequência das trocas de bandagens. No entanto, as bandagens de gesso devem ser aplicadas apenas sob supervisão veterinária, idealmente com monitoramento hospitalar do cavalo. Para o armazenamento adequado dos materiais de bandagem, um armário seco e livre de poeira é ideal. Todos os materiais devem ser armazenados em recipientes fecháveis ou em sua embalagem original. Uma disposição sistemática por finalidade de uso facilita a rápida localização em caso de necessidade. O controle regular dos suprimentos é essencial. Deve-se verificar não apenas a quantidade, mas também o estado dos materiais. Materiais sujos ou danificados devem ser imediatamente descartados. Como referência para o estoque mínimo, recomenda-se que haja pelo menos três conjuntos completos de bandagens disponíveis por cavalo. Uma dica prática para emergências: prepare um "kit de primeiros socorros" em uma caixa à prova d'água, que você também pode levar em passeios. Este deve ser compacto, mas completo, contendo pelo menos compressas, uma atadura elástica e toalhas antissépticas. A documentação correta das trocas de bandagens é importante para o controle do progresso. Anote a data, os materiais utilizados e as observações sobre a cicatrização da ferida. Essas informações são especialmente valiosas para o veterinário responsável e permitem uma adaptação ótima do tratamento.

Glossário

Contaminação
Contaminação por patógenos ou outras substâncias nocivas que podem levar a infecções durante o tratamento de feridas

3. 1. 3. Medicamentos

manuseio e armazenamento adequados de medicamentos na farmácia do estábulo requerem cuidado especial e responsabilidade. Em princípio, os medicamentos só devem ser utilizados e armazenados em consulta com o veterinário responsável [s118]. Isso se aplica especialmente a medicamentos sujeitos a receita médica. Um componente importante da gestão de medicamentos é a desparasitação regular dos cavalos. Para isso, deve ser elaborado um plano de desparasitação individual, que se baseie na carga de parasitas de cada cavalo. A eficácia do tratamento antiparasitário é verificada por meio de exames de fezes regulares, nos quais os ovos por grama de fezes (EPG) são determinados [s119]. Nos potros, a desparasitação começa já aos dois meses de idade, sendo que certos princípios ativos só podem ser utilizados a partir do quinto mês de vida [s119]. Cuidado especial deve ser tomado ao usar sedativos. Estes devem ser administrados exclusivamente por um veterinário e somente quando for medicamente necessário [s120]. Antes de viagens ou transportes, deve-se ser especialmente cauteloso com a administração de medicamentos, pois reações inesperadas podem ocorrer. Uma boa prática é documentar o peso do cavalo antes da viagem, para melhor avaliar possíveis mudanças de saúde [s120]. Na aquisição de medicamentos, é essencial utilizar apenas fontes de fornecimento regulamentadas e respeitáveis [s118]. O uso de medicamentos não autorizados ou não aprovados pelo veterinário deve ser estritamente evitado. Isso também se aplica a medicamentos que se desviam de seu uso licenciado. Os veterinários têm a possibilidade de escolher entre uma ampla gama de medicamentos autorizados, condicionalmente autorizados ou indicados [s121]. Em certos casos, também podem ser utilizados medicamentos compactados, mas apenas se estes forem provenientes de produtos autorizados ou da lista oficial de substâncias farmacêuticas a granel. O uso de tais preparações deve, no entanto, ser restrito a casos em que não haja outras opções de tratamento autorizadas disponíveis [s121].

Uma dica prática para a organização dos medicamentos é manter um livro de medicamentos. Nele, as seguintes informações devem ser documentadas:
- Nome do medicamento
- Número do lote
- Data de validade
- Indicação
- Dosagem
- Data da aplicação
- Cavalo tratado
- Sucesso do tratamento

O armazenamento dos medicamentos deve ser feito nas condições especificadas pelo fabricante. Muitos preparos necessitam de um ambiente fresco e escuro. Um armário de medicamentos trancável com área de refrigeração integrada tem se mostrado eficaz na prática. O controle regular das datas de validade e a imediata eliminação de medicamentos vencidos são essenciais. No tratamento de doenças respiratórias, demonstrou-se que a escolha do antibiótico correto é decisiva para o sucesso do tratamento [s122]. A decisão por um determinado preparado deve sempre se basear na experiência do veterinário responsável e, sempre que possível, em um antibiograma.

Glossário

Antibiograma

Um teste laboratorial para determinar a sensibilidade de bactérias a diferentes antibióticos, a fim de identificar o tratamento mais eficaz

EPG

Unidade de medida para determinar a infestação por vermes, que é obtida por meio de exame microscópico das fezes e serve como base para a estratégia de desparasitação

kompaktiert

Medicamentos especialmente preparados e compactados, que permitem melhor manuseio ou dosagem

Bulk-Arzneistoff

Matérias-primas farmacêuticas em grandes quantidades, utilizadas para a fabricação de medicamentos individuais por farmácias

3. 1. 4. Desinfetantes

s desinfetantes desempenham um papel central na farmácia do estábulo e são indispensáveis para a saúde dos cavalos. A escolha e aplicação corretas desses produtos são de fundamental importância para sua eficácia [s123]. Basicamente, existem diferentes tipos de desinfetantes que devem ser selecionados de acordo com a área de aplicação e os requisitos. Os desinfetantes fenólicos têm se mostrado particularmente eficazes, pois permanecem ativos mesmo na presença de material orgânico, como fezes ou cama [s124]. Isso é especialmente importante, pois muitos patógenos, como <u>rotavírus</u> ou <u>salmonelas</u>, podem sobreviver em material orgânico [s125]. Para a higiene diária do estábulo c cm casos de surtos de doenças, é necessário um procedimento sistemático. Os quatro passos essenciais são: 1. Remoção completa de todo o material orgânico 2. Limpeza com sabão e enxágue completo com água 3. Secagem completa das superfícies 4. Aplicação do desinfetante, respeitando o tempo de contato recomendado [s126] Na manipulação de desinfetantes, a dosagem correta é crucial. Cada produto deve ser diluído e aplicado de acordo com as instruções do fabricante. Uma concentração muito baixa pode comprometer a eficácia, enquanto uma concentração muito alta pode ser prejudicial à saúde [s127]. Em caso de surto de doença, medidas de higiene especiais são necessárias. Cavalos infectados devem ser isolados e todas as superfícies de contato desinfetadas. Ferramentas separadas, como vassouras, pás e garfos de esterco, devem ser usadas para áreas infectadas [s128]. Para a higiene das mãos entre os contatos com os cavalos, são especialmente adequados <u>iodóforos</u> ou desinfetantes para as mãos à base de álcool [s128]. Os equipamentos exigem atenção especial. Rédeas, cabrestos e outras peças de equipamento devem ser limpos e desinfetados regularmente. O seguinte procedimento tem se mostrado eficaz: primeiro, limpeza mecânica completa, depois limpeza com um pano desinfetante adequado ou pulverização com desinfetante e secagem subsequente com um pano limpo [s127].

Na escolha do desinfetante, vários fatores devem ser considerados:
- Espectro de ação contra patógenos específicos
- Compatibilidade com os materiais a serem desinfetados
- Biodegradabilidade
- Custo-benefício [s125]

Para a farmácia do estábulo, recomenda-se a manutenção de diferentes desinfetantes:
- Um preparado fenólico para a desinfecção geral do estábulo
- Um iodóforo para desinfecção das mãos e limpeza de instrumentos
- Um desinfetante para as mãos à base de álcool para desinfecção rápida entre os contatos

O armazenamento adequado dos desinfetantes deve ser feito em um armário separado e trancável, separado de medicamentos e materiais de curativo. Todos os recipientes devem ser claramente rotulados e o rótulo original com as instruções de uso deve ser mantido [s127].

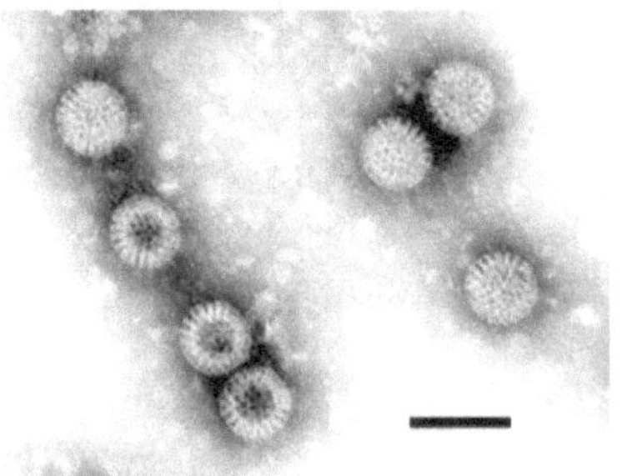

Rotaviren [i55]

Glossário

Iodóforo

Uma forma especial de desinfetante que contém iodo em uma ligação estável com uma molécula transportadora. Ele se torna caracteristicamente marrom e tem uma duração de ação particularmente longa.

Rotavírus

Um grupo de vírus que pode causar doenças graves de diarreia em potros jovens. Eles são muito resistentes e podem sobreviver no ambiente por vários meses.

Salmonela

Bactérias que podem causar doenças graves gastrointestinais em cavalos. Elas são particularmente perigosas, pois também podem ser transmitidas a humanos e se espalhar rapidamente no estábulo.

- A farmácia do estábulo requer pelo menos três conjuntos completos de curativos por cavalo.

- Desinfetantes fenólicos permanecem eficazes mesmo em contato com material orgânico, como a cama.

- A desverminação em potros começa aos dois meses de idade, certos princípios ativos são permitidos apenas a partir do quinto mês de vida.

- Medicamentos compactados devem ser provenientes apenas de produtos aprovados ou da lista oficial de substâncias farmacêuticas em grande quantidade.

- Compressas estéreis devem ultrapassar as bordas da ferida em 2-3 cm.

- A eficácia do tratamento contra vermes é controlada pela determinação de EPG (ovos por grama de fezes).

- Um suprimento de água de pelo menos 30 litros por cavalo deve estar sempre disponível.

- Iodóforos são especialmente adequados para desinfecção das mãos entre os contatos com os cavalos.

- A tensão do curativo deve ser escolhida de modo que o curativo ainda possa ser pressionado cerca de um dedo.

- Em surtos de doenças, ferramentas separadas, como vassouras e garfos de esterco, devem ser usadas para áreas infectadas.

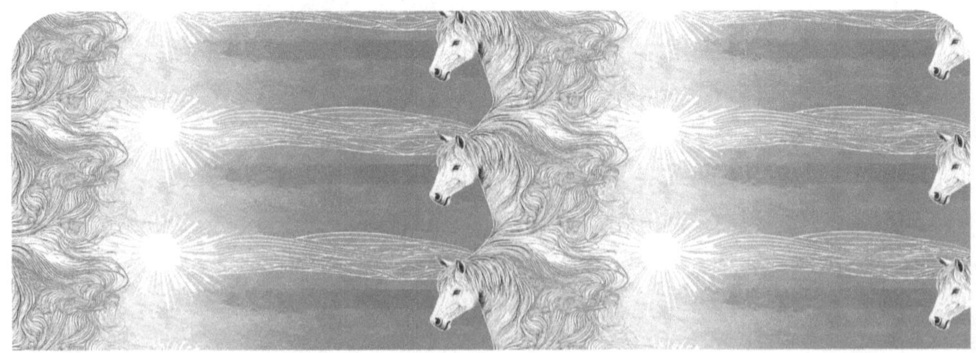

3. 2. Primeiros Socorros

m situações críticas, minutos muitas vezes decidem sobre a saúde ou até mesmo a vida de um cavalo. Mas como o proprietário pode reconhecer a gravidade da situação? Quando é necessário agir rapidamente e quando uma intervenção apressada pode, na verdade, agravar a situação? Os primeiros socorros para cavalos exigem tanto conhecimento sólido quanto a capacidade de agir de forma ponderada em situações de estresse. Desde o tratamento adequado de feridas até o reconhecimento precoce dos sinais de cólica e as medidas de emergência que podem salvar vidas - a preparação correta e a compreensão dos princípios básicos podem ser decisivas. Este capítulo transmite conhecimentos essenciais para proprietários de cavalos, a fim de que possam reagir de forma competente em situações de emergência, ao mesmo tempo em que reconhecem seus próprios limites. As medidas apresentadas são baseadas em descobertas veterinárias atuais e foram preparadas para aplicação prática.

„Na primeira assistência a uma ferida, deve-se colocar material fresco sobre o curativo sanguinolento sem remover o antigo, para não destruir os coágulos de sangue recém-formados.“

3. 2. 1. Tratamento de Feridas

A rápida e competente assistência a feridas é especialmente importante em cavalos, pois esses animais são muito suscetíveis a lesões devido à sua natureza [s129]. A gravidade de uma ferida pode ser enganosa - lesões grandes e que sangram muito muitas vezes parecem mais dramáticas do que realmente são, enquanto feridas pequenas próximas a articulações ou tendões podem ser mais graves [s130]. Na assistência inicial a uma ferida, é essencial manter a calma e acalmar o cavalo [s131]. Se possível, o animal deve ser levado para um estábulo limpo e seco ou uma área tranquila. Um balde de ração pode ajudar a distrair o cavalo e mantê-lo calmo. É aconselhável envolver uma segunda pessoa para apoio antes de iniciar a avaliação da ferida ou os primeiros socorros. A cicatrização da ferida ocorre em várias fases: inflamação, migração celular, deposição de tecido e contração da pele [s132]. Para permitir uma cicatrização ideal, as feridas devem ser suturadas idealmente dentro de seis horas [s132]. Na assistência inicial, o seguinte procedimento deve ser observado: 1. Em feridas sangrantes, aplicar pressão uniforme com um curativo estéril e absorvente. Importante: se o curativo estiver encharcado, coloque material fresco sobre ele sem remover o antigo, para não destruir os coágulos de sangue recém-formados [s129]. 2. Após a hemostasia, avaliar a ferida quanto à localização, profundidade e gravidade. Para limpeza, uma solução salina a 0,9% é adequada [s132]. Água da torneira também pode ser utilizada, mas com cautela em feridas próximas a articulações ou tendões [s132]. 3. Em feridas muito sujas, pode-se usar uma solução de lavagem antimicrobiana com iodo [s133]. O jato de água não deve ser muito forte, para não empurrar as impurezas mais profundamente na ferida [s131].

Um veterinário deve ser consultado imediatamente em caso de:
- Sangramentos intensos
- Feridas que penetram toda a espessura da pele
- Lesões próximas a articulações ou tendões
- Estruturas mais profundas visíveis
- Feridas altamente contaminadas [s130]

Até a chegada do veterinário, não devem ser administrados analgésicos, pois podem dificultar a avaliação da ferida [s129]. Também é aconselhável evitar a aplicação de medicamentos tópicos inicialmente [s132]. Um curativo adequado consiste em três camadas: 1. Camada primária: contato direto com a ferida 2. Camada secundária: acolchoamento 3. Camada terciária: fixação e compressão [s129]

Todo proprietário de cavalo deve ter um kit de primeiros socorros bem equipado para o tratamento de feridas. Este deve conter:
- Curativos estéreis
- Soluções antissépticas
- Ataduras
- Balde limpo
- Tesouras
- Termômetro
- Toalhas grandes
- Número de telefone atual do veterinário [s130]

Um desafio especial na cicatrização de feridas pode ser a formação excessiva de <u>tecido de granulação</u> (também chamado de "carne orgulhosa") [s133]. Isso pode dificultar a cicatrização e requer tratamento veterinário. Através de um tratamento adequado da ferida, essa complicação pode ser evitada. O tratamento adicional da ferida deve ser realizado em estreita colaboração com o veterinário [s134]. Para feridas pequenas, recomenda-se a troca do curativo a cada 2-3 dias, observando sinais de infecção [s130]. Uma vacinação atual contra tétano é essencial para todos os cavalos, pois até feridas pequenas e não detectadas podem levar a infecções perigosas [s133].

Glossário

Migração Celular

Movimento direcionado de células no tecido, onde células de cicatrização se movem ativamente em direção à ferida para apoiar o processo de cicatrização.

Tecido de Granulação

Tecido conjuntivo recém-formado durante a cicatrização da ferida, que consiste em pequenas elevações avermelhadas e é importante para a cicatrização. No entanto, a formação excessiva pode se tornar problemática.

3. 2. 2. Sinais de cólica

A cólica em cavalos é uma emergência médica que requer ação rápida. Os sintomas geralmente se desenvolvem em diferentes graus de gravidade e devem ser reconhecidos precocemente para evitar consequências graves [s135]. Mesmo em casos leves, os cavalos apresentam os primeiros sinais característicos: eles torcem os lábios, observam suas flancos intensamente e ficam inquietos. Frequentemente, começam a arranhar o chão com os cascos [s135] [s136]. Como proprietário de cavalo, você deve estar especialmente atento nesta fase e observar o comportamento do seu cavalo com atenção. Leve o cavalo para passear por no máximo 10 minutos para ver se os sintomas melhoram [s135]. Nos casos moderados de cólica, os sintomas se intensificam significativamente. Os animais apresentam micção frequente, deitam-se repetidamente e se levantam. É característico também o deitar prolongado de lado [s135]. Nesta fase, é importante manter o cavalo afastado de objetos duros ou pontiagudos, onde ele possa se ferir ao se deitar. Documente a frequência e a duração dos sintomas - essas informações são valiosas para o veterinário. Casos graves de cólica se manifestam por rolar intenso, sudorese intensa e respiração acelerada. Os animais podem se ferir no corpo e no rosto devido a movimentos descontrolados de rolar e se debater [s135]. Neste estágio, a ajuda veterinária imediata é essencial. Até a chegada do veterinário, você deve tentar evitar mais lesões e monitorar as funções vitais. Um indicador importante da gravidade da cólica é o comportamento alimentar e de hidratação. Cavalos afetados frequentemente mostram completo desinteresse por comida e água [s137]. A sudorese ocorre frequentemente em padrões característicos (manchas). O monitoramento contínuo dos sinais vitais, especialmente da frequência cardíaca e temperatura, fornece importantes indícios sobre o estado de estresse do animal [s137]. Casos que requerem atenção especial são aqueles em que uma <u>hernia diafragmática</u> é considerada como causa. Os sintomas podem variar bastante e dependem de quais vísceras estão afetadas [s138]. Em grandes defeitos, o cólon pode estar preso, levando a cólicas recorrentes. É característico o aparecimento simultâneo de sintomas de cólica e dificuldade respiratória [s138]. Para o diagnóstico diferencial, certos valores laboratoriais podem ser úteis. Na doença do capim equino (DCE), por exemplo, os níveis de <u>serum-amiloide-A</u> e <u>fibrinogênio</u> estão elevados, o que os diferencia das causas de cólica não inflamatórias [s139]. Essas informações ajudam o veterinário no diagnóstico e tratamento direcionados.

Como proprietário de cavalo, você deve entrar em contato com um veterinário imediatamente nas seguintes situações:
- Se os sintomas persistirem por mais de 30 minutos
- Em caso de deterioração clara do estado
- Se sintomas graves como rolar intenso ocorrerem
- Com a ocorrência simultânea de problemas respiratórios
- Se o cavalo não ingerir comida e água por um longo período

A observação e documentação precisas dos sintomas, bem como o reconhecimento oportuno da gravidade, são cruciais para um tratamento bem-sucedido. Idealmente, crie um cronograma no qual você anote os sintomas observados e sua intensidade. Essas informações são extremamente valiosas para o veterinário responsável.

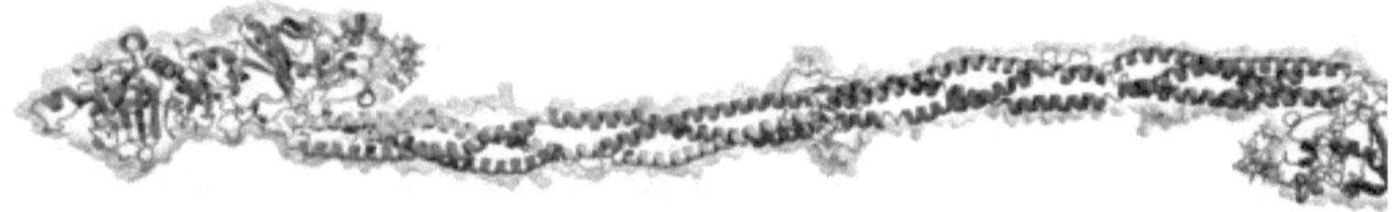

Fibrinogen [i56]

Fibrinogênio

Uma proteína produzida no fígado, importante para a coagulação do sangue e que aumenta em inflamações no corpo. É utilizada como marcador diagnóstico.

Hernia diafragmática

Uma ruptura ou defeito no diafragma que permite que órgãos da cavidade abdominal migrem para a cavidade torácica. Pode ser congênita ou resultar de lesões.

Serum-amiloide-A

Uma proteína produzida durante inflamações no corpo e que serve como um importante marcador inflamatório no sangue. Pertence às proteínas de fase aguda.

3. 2. 3. Medidas de emergência

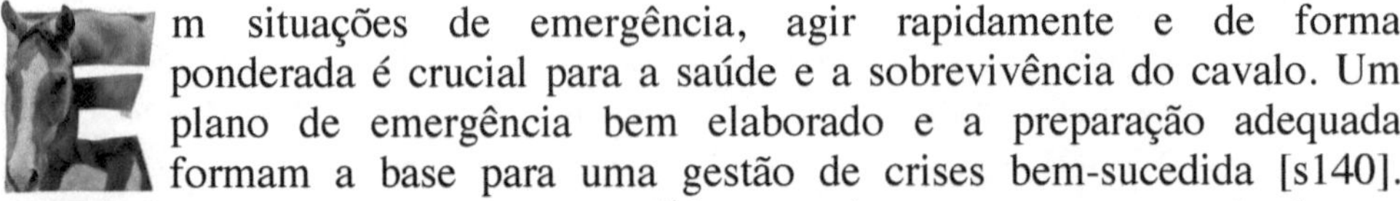

m situações de emergência, agir rapidamente e de forma ponderada é crucial para a saúde e a sobrevivência do cavalo. Um plano de emergência bem elaborado e a preparação adequada formam a base para uma gestão de crises bem-sucedida [s140]. Basicamente, todas as pessoas que lidam regularmente com o cavalo devem ser treinadas em primeiros socorros básicos. Isso inclui, em particular, o reconhecimento de sinais de estresse, como mudanças de comportamento, falta de apetite e sintomas físicos, como sudorese excessiva ou respiração acelerada [s141] [s142].

Ao se preparar para emergências, a elaboração de um plano de emergência abrangente é essencial. Este deve incluir os seguintes elementos:
- Dados de contato atualizados de veterinários e transportadores
- Documentação de todas as informações de saúde importantes
- Identificação permanente dos cavalos (microchip/tatuagem)
- Documentação atual de vacinas e saúde
- Suprimentos de emergência para 48-72 horas [s140]

Uma emergência particularmente crítica é o golpe de calor. Com temperaturas corporais acima de 40,5°C, deve-se agir imediatamente. O cavalo deve ser levado à sombra e resfriado com água em temperatura ambiente. A atenção deve ser concentrada especialmente nas áreas de grandes vasos sanguíneos. Uma boa circulação de ar é essencial. Embora o acesso a água fresca deva ser garantido, o cavalo não deve ser forçado a beber [s143] [s144]. Em caso de ferimentos graves, a regra é não mover o cavalo, a menos que seja absolutamente necessário por razões de segurança. Objetos estranhos em feridas não devem ser removidos por conta própria, pois isso pode levar a sangramentos intensificados. Essa tarefa deve ser deixada a um profissional em um ambiente controlado [s141] [s144].

No caso de uma evacuação necessária, deve-se elaborar uma lista de prioridades. Esta inclui:
- Estoque de três dias de feno, ração e água
- Documentos importantes
- Kit de primeiros socorros
- Cordas e cabeçadas
- Baldes de água
- Cabeçada de identificação
- Listas de contatos e alojamento [s145]

Outra emergência crítica é o risco de asfixia. Aqui, deve-se: remover imediatamente alimentos e água e solicitar ajuda veterinária sem demora. Tentativas próprias de resolver uma obstrução podem agravar a situação e devem ser evitadas [s142]. Em um cavalo que está deitado, é importante não forçá-lo a se levantar. Em vez disso, um veterinário deve ser contatado imediatamente. Até a chegada dele, o cavalo deve ser mantido aquecido e seco [s142].

O kit de primeiros socorros deve ser verificado e reabastecido regularmente. Componentes essenciais incluem:
- Fita médica
- Esponjas de gaze
- Tesouras para bandagens
- Luvas descartáveis
- Termômetro
- Lanterna de emergência
- Torniquete (apenas para hemorragias arteriais) [s144]

Ao aplicar um torniquete, deve-se ter extrema cautela. Ele deve ser afrouxado a cada cinco minutos para garantir a circulação sanguínea no restante do membro [s144]. O plano de emergência deve ser praticado regularmente para que se possa agir de forma rotineira em caso de necessidade. Sempre deve-se lembrar: a segurança das pessoas tem prioridade absoluta, seguida pela segurança dos cavalos [s140] [s145].

Glossário

Torniquete
Um sistema médico de atadura para interrupção controlada do fluxo sanguíneo. Geralmente consiste em uma faixa larga com mecanismo de fechamento e é utilizado apenas em hemorragias que ameaçam a vida.

- As feridas devem ser suturadas idealmente dentro de seis horas para uma cicatrização ótima.
- Em curativos com sangramento, deve-se colocar novo material por cima em vez de remover o antigo, para proteger os coágulos de sangue.
- A cicatrização de feridas passa pelas fases de inflamação, migração celular, deposição de tecido e contração da pele.
- O excesso de tecido de granulação ("carne orgulhosa") pode dificultar a cicatrização.
- Em cólicas, os cavalos apresentam padrões de suor característicos em forma de manchas.
- Os níveis de serum amiloide A e fibrinogênio estão elevados na doença do capim equino.
- Hérnias diafragmáticas podem levar a cólicas recorrentes e apresentam sintomas de dificuldade respiratória ao mesmo tempo.
- Em caso de insolação com temperaturas acima de 40,5°C, o resfriamento deve ser concentrado em áreas de grandes vasos sanguíneos.
- Um torniquete deve ser afrouxado a cada cinco minutos para garantir a circulação sanguínea.
- O estoque de emergência deve ser preparado para 48-72 horas.

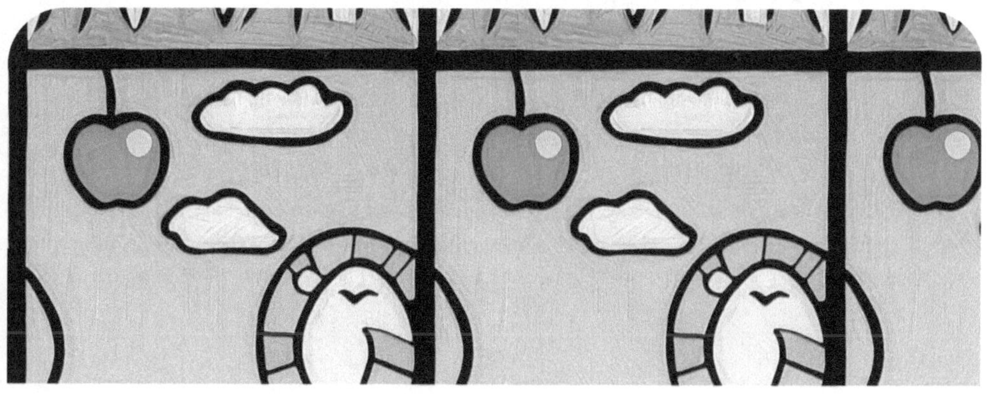

3. 3. Exames Preventivos

A prevenção médica regular é a base para a manutenção a longo prazo da saúde dos cavalos. Mas quais exames são realmente necessários? Com que frequência devem ser realizados? E qual é o papel da idade e do tipo de uso do cavalo? Desde o controle dental até as vacinas, passando pelo controle sistemático de vermes e cuidados profissionais com os cascos - cada área da prevenção segue suas próprias regras e requer conhecimentos específicos. O desafio consiste em unir esses diferentes aspectos em um conceito coerente. As descobertas científicas na medicina equina estão em constante evolução e levam a novas recomendações para a saúde preventiva. Um entendimento sólido das principais medidas de prevenção permite que os proprietários de cavalos tomem decisões informadas sobre a saúde de seus animais.

„Cerca de 20% dos cavalos de um rebanho carregam 80% de toda a carga de parasitas."

3. 3. 1. Controle dentário

A verificação regular dos dentes é uma parte essencial da saúde dos cavalos e não deve ser negligenciada. Desde os potros recém-nascidos, a prevenção odontológica começa com um primeiro exame logo após o nascimento, para identificar possíveis desalinhamentos ou outros problemas precocemente [s146]. Essa intervenção precoce pode evitar tratamentos complicados no futuro. O ritmo das verificações dentárias é orientado pela idade do cavalo: após o primeiro exame, novas verificações devem ser realizadas aos três meses, seguidas de exames semestrais até o quinto ano de vida [s147]. Para cavalos adultos saudáveis entre 6 e 10 anos, um exame anual é suficiente, desde que não haja anomalias especiais [s146]. A partir do décimo ano de vida, especialistas recomendam novamente exames semestrais, a menos que a dentição esteja em um estado excepcionalmente bom [s146]. Um exame dental profissional começa com a coleta do histórico médico. O veterinário pergunta sobre hábitos alimentares, condições de manejo e a performance geral do cavalo [s148]. Os proprietários devem prestar atenção a mudanças de comportamento ao comer ou ao montar com freio, pois isso pode ser um indicativo importante de problemas dentários [s149]. Antes do exame dental propriamente dito, os sinais vitais do cavalo são verificados. Isso inclui frequência cardíaca, frequência respiratória, temperatura e o <u>status de hidratação</u> [s148]. Para um exame minucioso, o cavalo geralmente é levemente sedado, o que minimiza o estresse para o animal e permite um tratamento seguro [s150]. Com o auxílio de tecnologia moderna, como câmeras de alta resolução, o veterinário pode realizar um exame detalhado e documentar os dentes e os tecidos moles na boca [s147]. Durante o exame, atenção especial é dada ao desgaste irregular, cáries, fraturas dentárias e possíveis infecções [s148]. Muitas vezes, são identificadas bordas dentárias afiadas, que surgem devido ao padrão típico de mastigação. Um dos tratamentos mais comuns é o chamado "<u>Floaten</u>" - o desgaste dessas bordas afiadas [s146]. Este tratamento de rotina é importante, pois bordas dentárias afiadas podem causar lesões na mucosa bucal e dor ao mastigar. Uma dentição bem funcional é essencial para a otimização da digestão dos alimentos e, portanto, para a saúde geral do cavalo [s149]. <u>Maloclusões</u> (desalinhamentos dos dentes) podem não apenas levar a problemas na ingestão de alimentos, mas também causar anomalias comportamentais ao montar [s149]. Quanto mais cedo esses problemas forem identificados, melhores serão as opções de tratamento. O adiamento do tratamento pode resultar em desconfortos aumentados ou até mesmo na perda de dentes [s149]. Após o exame, o proprietário recebe um relatório detalhado sobre a condição dos dentes de seu cavalo e eventuais recomendações de tratamento [s147]. Esta documentação é importante para o acompanhamento da saúde dental e ajuda no planejamento de tratamentos futuros. Uma verificação regular dos dentes não é apenas importante para a saúde bucal, mas também pode revelar outros problemas de saúde [s149]. O investimento na saúde dental se traduz em melhor aproveitamento dos alimentos, redução de custos com alimentação e uma melhor saúde geral do cavalo [s149]. Os proprietários devem levar a sério os intervalos de verificação recomendados e contratar um veterinário experiente para a realização dos exames [s148].

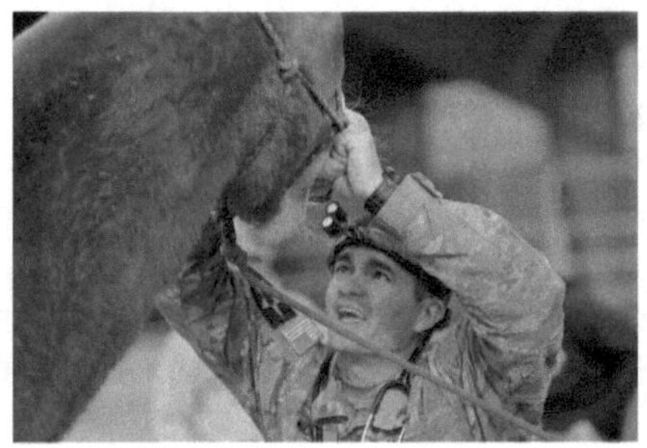

Raspar os dentes [i57]

Glossário

Floaten

Uma técnica de tratamento odontológico especial para cavalos, onde as superfícies de mastigação dos dentes molares são alisadas com raspadores especiais. O termo vem do inglês 'to float' (flutuar/alisar).

Maloclusão

Um desalinhamento dental, onde os dentes da arcada superior e inferior não se encontram corretamente. Isso pode ser congênito ou se desenvolver devido ao desgaste desigual dos dentes.

Status de hidratação

O equilíbrio de fluidos do corpo, que pode ser avaliado com base em várias características, como elasticidade da pele e condição das mucosas.

3. 3. 2. Profilaxia de Vacinação

A profilaxia de vacinação é um componente fundamental na prevenção da saúde dos cavalos e serve para proteger contra doenças infecciosas perigosas [s151]. Diferentemente de outras medidas preventivas, a profilaxia de vacinação segue um cronograma individualizado, que se baseia na idade do cavalo, seu propósito e os fatores de risco específicos. Basicamente, distingue-se entre vacinas essenciais e baseadas em risco [s151]. As vacinas essenciais formam a base da proteção vacinal e são essenciais para todos os cavalos, independentemente de seu uso. Os proprietários devem observar que essa imunização básica começa já na idade de potro e deve ser mantida de forma consistente. A administração das vacinas é realizada de acordo com protocolos rigorosos, elaborados por veterinários experientes [s152]. É importante entender que nem toda vacina pode ser administrada por qualquer pessoa - certas vacinas são sujeitas a prescrição e devem ser aplicadas por um veterinário licenciado. Para os proprietários de cavalos, é aconselhável manter um plano de vacinação detalhado e guardar os passaportes de vacinação com cuidado. Particularmente, os cavalos que frequentemente entram em contato com outros cavalos, como em competições ou em estábulos com alta rotatividade, necessitam de uma proteção vacinal mais abrangente. Para esses animais, recomenda-se um ritmo de vacinação semestral para certas doenças [s151]. Um exemplo prático: um cavalo de competição deve estar protegido, além das vacinas essenciais, contra doenças de risco específicas que podem ser transmitidas em eventos equestres. O desenvolvimento de vacinas modernas e a pesquisa em estratégias de imunização estão em constante progresso [s153]. Isso permite uma melhoria contínua da eficácia das vacinas e uma otimização dos protocolos de vacinação. Os proprietários de cavalos devem se informar regularmente com seu veterinário sobre novas desenvolvimentos e recomendações. Um aspecto importante da profilaxia de vacinação é a documentação de possíveis reações vacinais [s152]. Caso ocorram efeitos colaterais indesejados, estes devem ser cuidadosamente documentados e comunicados ao veterinário responsável. Isso ajuda na adaptação de futuras estratégias de vacinação e contribui para a melhoria da segurança das vacinas. A formação veterinária dá grande importância à compreensão das <u>fundamentais imunológicas</u> e à aplicação correta dos protocolos de vacinação [s154]. Isso garante que os veterinários possam aconselhar e tratar seus pacientes de forma ideal. Os proprietários de cavalos se beneficiam desse conhecimento especializado por meio de aconselhamento fundamentado na elaboração de planos de vacinação individuais. Uma gestão eficaz da vacinação requer uma estreita colaboração entre o veterinário e o proprietário do cavalo [s151]. Nesse sentido, devem ser combinados exames de saúde regulares com a verificação do status vacinal. Uma dica prática: muitos proprietários de cavalos utilizam sistemas de calendário digitais ou aplicativos para não perderem as datas de vacinação. A profilaxia de vacinação não é apenas importante para o cavalo individual, mas também serve para proteger toda a população equina [s155]. Por meio de programas de vacinação consistentes, surtos de doenças podem ser prevenidos ou, pelo menos, contidos. Isso é especialmente relevante em comunidades de estábulos, onde patógenos podem se espalhar rapidamente.

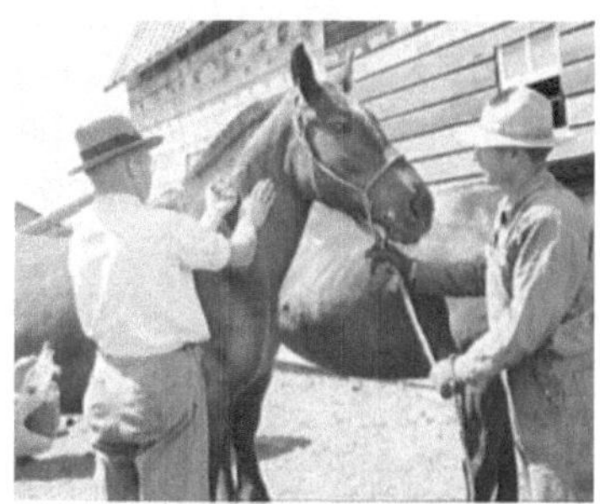

Profilaxia vacinal [i58]

Glossário

Imunologia

A ciência que estuda os mecanismos de defesa do corpo contra patógenos. Ela investiga como o sistema imunológico forma anticorpos e reage a substâncias estranhas.

3. 3. 3. Vermifugação

O tratamento moderno de vermifugação em cavalos mudou fundamentalmente nos últimos anos. A prática anterior de tratar todos os cavalos rotineiramente a cada seis semanas com vermífugos rotativos é considerada obsoleta [s156]. Em vez disso, um enfoque estratégico e individualizado, baseado em investigações científicas, está se tornando cada vez mais comum. Central para essa nova abordagem é a realização regular de exames de fezes, especificamente a contagem de ovos fecais (FEC). Esses testes devem ser realizados pelo menos duas vezes por ano, idealmente na primavera e no outono [s157]. Eles permitem classificar os cavalos em diferentes categorias: eliminadores baixos (<200 EPG), eliminadores moderados (200-500 EPG) e eliminadores altos (>500 EPG) [s158]. Com base nessa classificação, um plano de tratamento individual é elaborado. Eliminadores baixos precisam apenas de dois tratamentos por ano - na primavera (março) e no outono (outubro). Eliminadores moderados recebem um tratamento adicional no final do verão (julho), enquanto eliminadores altos necessitam de quatro tratamentos por ano - em março, junho, setembro e novembro [s158]. A atenção especial é dada ao tratamento de potros, que seguem um protocolo específico. A primeira vermifugação ocorre aos dois meses de idade, seguida de tratamentos regulares. A partir do quarto ou quinto mês de vida, também devem ser realizados testes de FEC em potros [s158]. Um exemplo prático: um potro recebe sua primeira vermifugação aos dois meses, a segunda aos quatro meses e a terceira aos seis meses, com especial atenção a strongilídeos a partir do quinto mês [s159]. Um aspecto importante da gestão moderna de vermifugação é a verificação da eficácia do tratamento. Para isso, utiliza-se o teste de redução de ovos fecais (FERCT) [s156]. Este teste ajuda a identificar populações de vermes resistentes precocemente e a ajustar o protocolo de tratamento conforme necessário. Um exemplo concreto da prática: se o FERCT mostrar uma redução insuficiente na contagem de ovos após o tratamento, o veterinário responsável deve trocar o vermífugo. Curiosamente, cerca de 20% dos cavalos de um rebanho suportam 80% da carga total de parasitas [s159]. Essa descoberta sublinha a importância de planos de tratamento individualizados. Uma dica prática para proprietários de estábulos: mantenha uma documentação detalhada dos resultados de FEC e dos tratamentos para cada cavalo, a fim de identificar tendências e ajustar a estratégia de tratamento de forma ideal. A American

Association of Equine Practitioners recomenda que cavalos adultos com mais de três anos não precisem ser vermifugados rotineiramente até que a contagem de ovos fecais atinja pelo menos 200 a 500 EPG [s160]. No entanto, cada cavalo adulto deve receber pelo menos um tratamento básico por ano, que abranja tanto vermes redondos quanto vermes chatos [s161]. Um aspecto frequentemente negligenciado, mas importante, é a determinação precisa do peso do cavalo antes da vermifugação, a fim de evitar subdosagem [s160]. Uma recomendação prática: utilize uma fita de peso ou uma fórmula de estimativa de peso quando uma balança não estiver disponível. O objetivo geral de um programa moderno de controle de vermes não é a erradicação completa de todos os parasitas - isso seria nem realista nem desejável. Em vez disso, trata-se de manter a saúde dos cavalos e minimizar o risco de doenças clínicas [s162]. Um equilíbrio entre o controle de parasitas e a prevenção do desenvolvimento de resistência é a chave para o sucesso.

Glossário

Contagem de Ovos Fecais

Um método de diagnóstico laboratorial para a determinação quantitativa de ovos de vermes em amostras de fezes. A amostra é tratada com uma solução especial e avaliada sob o microscópio.

Strongilídeos

Uma família de vermes nematoides que são os parasitas internos mais comuns em cavalos. Eles podem se alojar na parede intestinal e, em casos de infestação severa, causar cólicas.

Teste de Redução de Ovos Fecais

Um teste laboratorial específico que verifica a eficácia dos vermífugos, comparando a quantidade de ovos de vermes antes e depois do tratamento. O teste deve ser realizado 10-14 dias após a vermifugação.

3. 3. 4. Cuidados com os cascos

A manutenção regular e adequada dos cascos é fundamental para a saúde e o bem-estar de um cavalo [s163]. Ela abrange vários aspectos, desde os cuidados diários até o tratamento profissional por um ferrador. A base consiste na verificação e limpeza diárias dos cascos [s164]. Os cascos devem ser cuidadosamente limpos e examinados em busca de sinais de problemas, como fissuras, infecções ou outras anomalias. Uma dica prática para os proprietários de cavalos: integre a limpeza dos cascos na rotina diária, de preferência antes e depois da montaria. Preste atenção especial a corpos estranhos, como pedras ou materiais que possam ter se alojado no casco. O tratamento profissional dos cascos por um ferrador qualificado deve ser realizado em intervalos regulares [s165]. O ritmo depende de vários fatores, como crescimento do casco, tipo de uso e condições de manejo. Um exemplo concreto: para um cavalo de montaria normalmente utilizado, um intervalo de 6 a 8 semanas para a colocação de ferraduras é geralmente adequado, enquanto cavalos de esporte frequentemente necessitam de intervalos mais curtos. A decisão entre ferradura e casco nu deve ser tomada individualmente [s166]. As ferraduras oferecem proteção adicional e podem ser úteis em determinadas situações. A escolha da ferradura correta é crucial e deve ser adaptada às necessidades específicas do cavalo. Um exemplo prático: um cavalo de adestramento pode precisar de uma ferradura diferente de um cavalo de salto ou um cavalo de lazer.

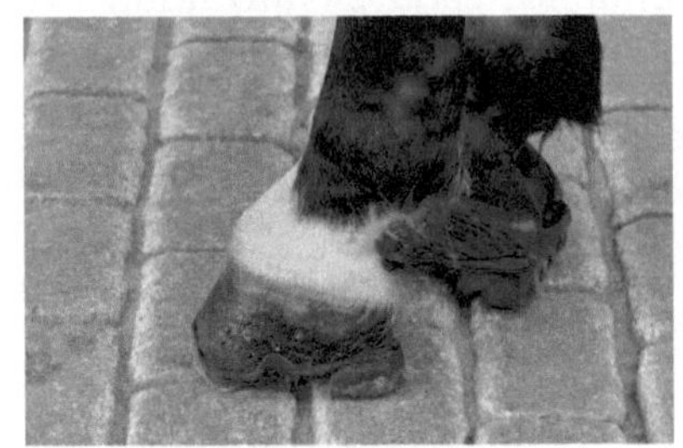

Ferradura [i59]

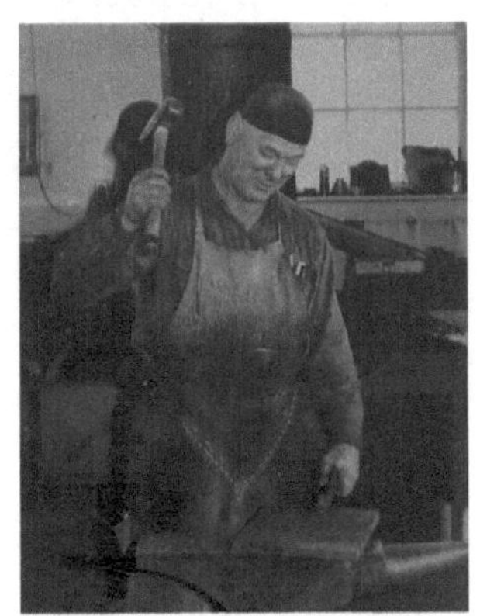

Ferrador [i60]

Vários fatores influenciam significativamente a saúde dos cascos [s165].
Isso inclui:
- Predisposição genética
- Estado nutricional
- Condições ambientais
- Gestão do movimento
- Idade do cavalo

Uma abordagem holística de cuidados considera todos esses aspectos
[s167]. É importante elaborar um plano de cuidados individualizado que
atenda às necessidades específicas de cada cavalo. Um conselho prático:
mantenha um diário de cuidados com os cascos, onde você pode
documentar observações, tratamentos e ciclos de ferradura. A prevenção de
problemas nos cascos desempenha um papel central [s168]. O corte regular
e correto é essencial para manter a forma natural do casco e evitar
sobrecargas. Uma dica importante: preste atenção especial à higiene dos
cascos durante períodos úmidos, pois o risco de podridão de frog e outros
problemas relacionados à umidade aumenta. Os proprietários de cavalos têm
várias oportunidades de formação na área de cuidados com os cascos
[s169]. Isso varia de workshops básicos a treinamentos detalhados sobre
anatomia dos cascos e técnicas de cuidado. Uma dica prática: aproveite
essas oportunidades para aprofundar seu conhecimento e identificar
problemas precocemente. A importância econômica de uma boa manutenção
dos cascos não deve ser subestimada [s168]. Problemas nos cascos
negligenciados podem levar a custos significativos com tratamentos e perda
de desempenho. Um exemplo prático: o investimento regular em cuidados
qualificados com os cascos é consideravelmente mais barato do que o
tratamento de uma laminites crônica ou outras doenças graves dos cascos.

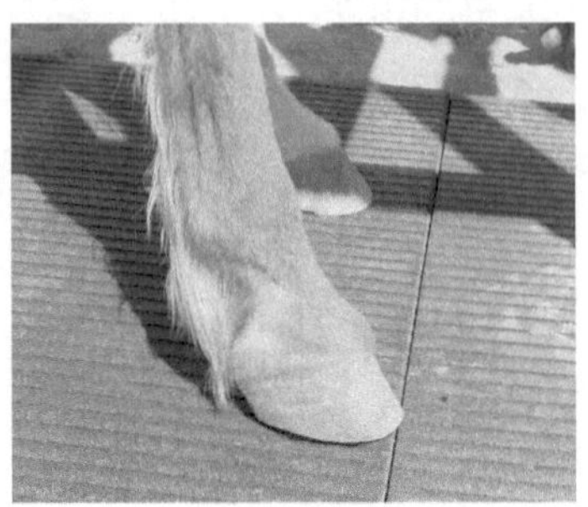

Saúde do casco [i61]

Resumo - 3. 3. Exames Preventivos

- Os exames dentários em potros começam imediatamente após o nascimento e são repetidos aos três meses de idade. Entre 6 e 10 anos, em cavalos saudáveis, um exame anual é suficiente; após isso, são recomendados exames semestrais. Exames dentários modernos utilizam câmeras de alta resolução para documentação detalhada. O "float" refere-se ao desgaste profissional das bordas dentárias afiadas. As vacinas essenciais formam a base da proteção vacinal e começam na idade de potro. Cavalos de competição necessitam de um ritmo de vacinação semestral para determinadas doenças. 20% dos cavalos de um rebanho suportam 80% da carga total de parasitas. A contagem de ovos fecais (FEC) classifica os cavalos em baixo (<200 EPG), moderado (200-500 EPG) e alto (>500 EPG). O teste de contagem de redução de ovos fecais (FERCT) verifica a eficácia dos tratamentos antiparasitários. Os potros recebem seu primeiro tratamento contra vermes aos dois meses, seguidos de novos tratamentos no quarto e sexto mês. A American Association of Equine Practitioners recomenda desverminações apenas a partir de 200-500 EPG em cavalos adultos. O ritmo de ferrageamento em cavalos de montaria normalmente utilizados é de 6 a 8 semanas. Cavalos de esporte frequentemente necessitam de intervalos mais curtos entre os cuidados com os cascos.

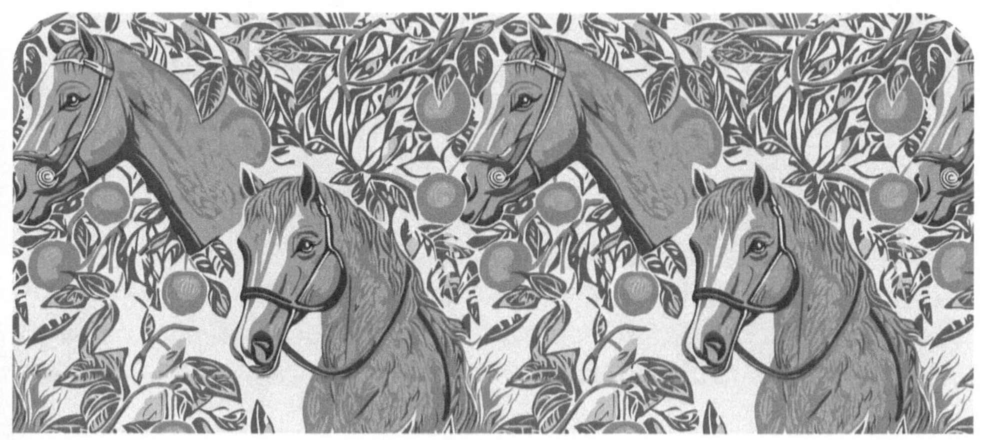

Revisão - 3. Cuidados Médicos Básicos

- Uma farmácia bem equipada no estábulo contém, além de material de curativo, desinfetantes colorantes e não colorantes para um controle ótimo de feridas.

- Compressas de frio instantâneas e pacotes de gelo reutilizáveis em vários tamanhos são essenciais para o atendimento inicial de lesões.

- Os medicamentos devem ser armazenados em um armário fechado, seco e fresco, e verificados mensalmente quanto à data de validade.

- Desinfetantes fenólicos permanecem eficazes mesmo na presença de material orgânico, como fezes ou cama.

- A prática anteriormente comum de desparasitação rotineira a cada seis semanas é considerada obsoleta hoje - em vez disso, um tratamento individualizado é realizado com base em exames de fezes.

- Cerca de 20% dos cavalos de um rebanho carregam 80% da carga total de parasitas.

- O primeiro exame dental é realizado já em potros recém-nascidos, seguido de novos exames aos três meses e avaliações semestrais até o quinto ano de vida.

- Maloclusões podem não apenas levar a problemas na ingestão de alimentos, mas também causar anomalias comportamentais durante a montaria.

- Na profilaxia vacinal, distingue-se entre vacinas essenciais e baseadas em risco, sendo que cavalos de competição necessitam de um ritmo de vacinação semestral.

- O cuidado com os cascos por um ferrador qualificado é realizado em intervalos mais curtos para cavalos de esporte do que para cavalos de passeio normais.

- Enquanto os cuidados médicos básicos formam a base para a saúde do cavalo, a fisiologia do treinamento desempenha um papel crucial para um desempenho ótimo.

4. Fisiologia do Treinamento

A fisiologia do treinamento forma a base científica para o desenvolvimento sistemático e a manutenção da saúde dos cavalos. Como é possível aproveitar ao máximo a enorme capacidade de adaptação do organismo equino? Qual é o papel dos diferentes sistemas corporais e sua complexa interação? Desde o desenvolvimento muscular direcionado até a coordenação dos movimentos e o equilíbrio - a compreensão dos processos fisiológicos subjacentes permite que o treinamento seja controlado de forma precisa, levando em consideração as necessidades individuais do cavalo. Quais estímulos de treinamento levam às adaptações desejadas? Como evitar sobrecargas? A fisiologia do treinamento moderna combina conhecimentos tradicionais com as mais recentes descobertas científicas. Ela fornece a base para um planejamento de treinamento sistemático e uma prevenção eficaz de lesões. Os capítulos a seguir iluminam os diferentes aspectos da fisiologia do treinamento e mostram como esse conhecimento pode ser aplicado de forma benéfica no trabalho prático com os cavalos.

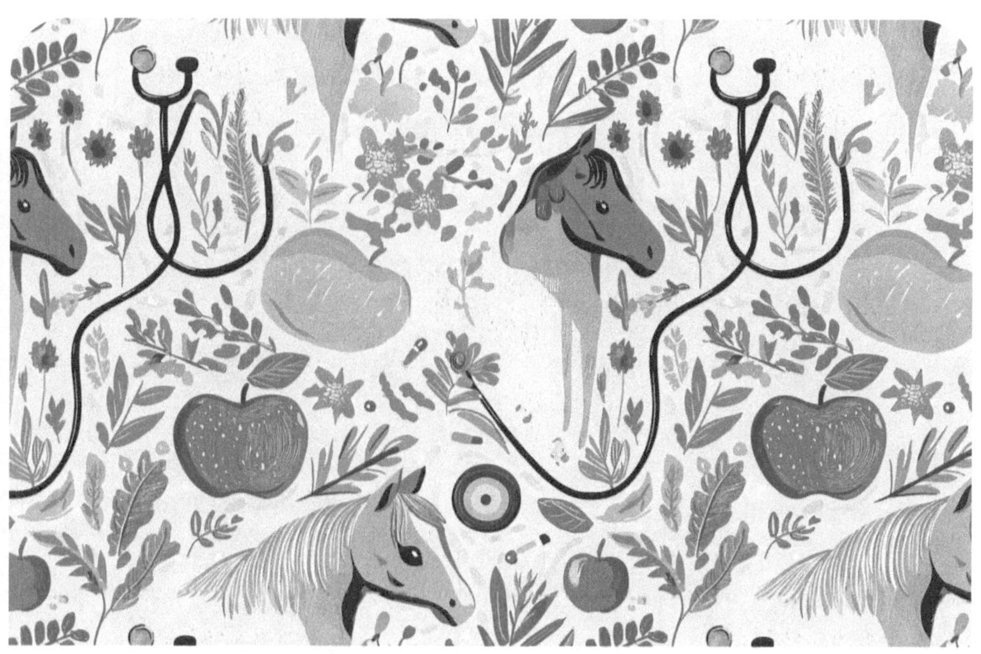

4. 1. Desenvolvimento Muscular

omo se desenvolve o tecido muscular no cavalo e quais fatores influenciam o crescimento muscular? Qual é o papel do treinamento, da nutrição e da regeneração? Essas questões preocupam tanto proprietários quanto treinadores de cavalos, pois um aparelho muscular saudável e bem treinado é a base para a performance e a saúde do cavalo. O desenvolvimento muscular no cavalo é um processo fisiológico complexo que abrange muito mais do que apenas treinamento regular. Ele se baseia na interação de vários mecanismos biológicos - desde a síntese de proteínas até a regulação hormonal. Compreender esses fundamentos permite otimizar os métodos de treinamento e as fases de regeneração. A pesquisa atual fornece constantemente novas descobertas sobre os processos moleculares no desenvolvimento muscular e abre abordagens inovadoras para conceitos de treinamento eficazes. Esses fundamentos científicos formam a base para um desenvolvimento muscular sistemático e sustentável no cavalo.

„Para o ganho muscular, 2-5 séries por exercício com 5-15 repetições são ideais."

4. 1. 1. Fundamentos do treinamento

ma estrutura de treinamento sistemática forma a base para um desenvolvimento muscular bem-sucedido. É essencial começar com um objetivo <u>SMART</u> bem definido - ou seja, um objetivo que seja específico, mensurável, alcançável, relevante e com prazo determinado [s170]. Isso poderia significar, por exemplo, aumentar o peso no agachamento em 20 quilos dentro de três meses. O treinamento de força, também conhecido como treinamento de resistência, é o método central de treinamento, onde os músculos trabalham contra uma resistência externa [s171]. Essa resistência pode assumir várias formas - desde o peso do próprio corpo até halteres e faixas de resistência. Para iniciantes, recomenda-se inicialmente um treinamento de corpo inteiro, realizado 2-3 vezes por semana [s170]. Um exemplo prático de um plano de treinamento poderia ser: treinamento de corpo inteiro na segunda e na quinta-feira, e no sábado uma terceira sessão opcional, se a recuperação permitir. A estrutura ideal do treinamento segue estruturas claras: para cada sessão de treinamento, devem ser selecionados 4-6 exercícios que abordem todos os grupos musculares importantes [s171]. Um treinamento eficaz deve incluir pelo menos um exercício para coxas, glúteos, peito, ombros, tríceps, costas e bíceps [s170]. Isso poderia significar, concretamente: agachamentos para pernas e glúteos, supino para peito e tríceps, puxadas para costas e bíceps, além de desenvolvimento de ombros para a musculatura do ombro. Quanto à intensidade do treinamento, vale a regra: para o desenvolvimento muscular, 2-5 séries por exercício com 5-15 repetições são ideais [s170]. A carga deve ser sentida como um "8 de 10" na escala de esforço [s171]. Para iniciantes, é aconselhável começar com uma intensidade mais baixa (3-4 de 10) e aumentá-la gradualmente. Os tempos de descanso entre as séries desempenham um papel importante e variam de acordo com o número de repetições: para 1-3 repetições, são necessários 3-5 minutos de pausa, enquanto para 8-12 repetições, 1-2 minutos são suficientes [s170]. Uma dica prática: utilize os tempos de pausa para documentar seu desempenho no treinamento, a fim de monitorar o progresso. O princípio da sobrecarga progressiva é fundamental para progressos contínuos [s172]. Isso significa que a carga de treinamento deve ser aumentada sistematicamente - seja por mais peso, repetições adicionais ou pausas mais curtas. Um exemplo concreto: se você consegue facilmente 12 repetições em um exercício, aumente o peso na próxima sessão em 2,5-5%. A recuperação é um aspecto frequentemente subestimado do treinamento. Cada grupo muscular necessita de pelo menos 48 horas de descanso [s172], pois o verdadeiro desenvolvimento muscular ocorre na fase de recuperação [s173]. Isso significa, na prática: não treine o mesmo grupo muscular em dias consecutivos e preste atenção a um sono adequado. Um programa de treinamento bem-sucedido requer ajustes e revisões regulares [s174]. Documente suas sessões de treinamento detalhadamente e revise seu progresso a cada 4-6 semanas. Se não houver progresso ou se você atingir um platô, deve-se incorporar variações [s172] - por exemplo, mudando a ordem dos exercícios, introduzindo novos exercícios ou ajustando o número de repetições. Em caso de dores ou desconfortos inesperados, é importante reduzir a intensidade do treinamento [s171]. Um retrocesso temporário é melhor do que uma lesão relacionada ao treinamento, que poderia levar a uma pausa forçada mais longa.

Glossário

SMART
Um acrônimo da gestão de projetos que significa Específico, Mensurável, Alcançável, Relevante e com Prazo Determinado. Este método ajuda a formular objetivos de maneira precisa e realista.

4. 1. 2. Ginástica

ginástica do cavalo é um componente fundamental para o desenvolvimento muscular direcionado e a melhoria da condição física geral [s175]. Ela abrange diferentes métodos de treinamento que se constroem sistematicamente uns sobre os outros, promovendo tanto o desenvolvimento físico quanto o mental do cavalo. Um programa eficaz de ginástica começa com o trabalho básico ao passo. Este andamento é excelente para corrigir posturas inadequadas e reprogramar o sistema neuromuscular [s176]. Na prática, isso significa que você deve trabalhar seu cavalo inicialmente por 15-20 minutos ao passo, prestando especial atenção a uma conexão uniforme e ao ativo apoio das patas traseiras. O trabalho ao trote forma o próximo nível e é particularmente eficaz para melhorar a condição cardiovascular e o tônus muscular [s176]. Você deve garantir que seu cavalo trabalhe em um ritmo uniforme e que as fases de trote não durem mais do que 5-10 minutos no início. Uma dica prática é a integração de trabalho em subida: o trote em subida promove o alongamento positivo do pescoço e a ginástica da musculatura das costas e da parte traseira [s177]. Exercícios laterais como o ombro à frente e traversais são elementos importantes para a flexibilidade lateral e o desenvolvimento muscular [s178]. Comece esses exercícios inicialmente ao passo e aumente gradualmente as exigências. Um método comprovado é o trabalho com duas longas, que melhora a suavidade e o impulso do cavalo [s178]. O cavalo deve ser trabalhado inicialmente na longa em ambas as direções, antes que figuras mais complexas sejam introduzidas. O trabalho com cavaletti é um meio extremamente eficaz para o fortalecimento muscular direcionado [s176]. Comece com varas individuais ao passo e aumente gradualmente o número e a altura dos cavaletti. Um programa típico de construção poderia ser assim: Semana 1-2: 4-6 varas ao passo, Semana 3-4: transição para o trote sobre 4 varas, a partir da Semana 5: aumento do número para 6-8 varas. O monitoramento da frequência cardíaca é uma ferramenta importante para controlar a intensidade do treinamento [s179]. Após sessões de trabalho intensas, a frequência cardíaca deve se normalizar dentro de 2-3 minutos para 60-64 batimentos por minuto. Se isso não ocorrer, a intensidade do treinamento deve ser ajustada.

Para o desenvolvimento da musculatura de salto, o salto ginástico é um método específico do esporte que melhora tanto a força muscular quanto a agilidade mental e física [s180]. Comece com pequenos saltos individuais e construa gradualmente combinações. A recuperação desempenha um papel central na ginástica [s181]. Planeje períodos de recuperação adequados após sessões de treinamento intensas. Um plano de treinamento equilibrado poderia

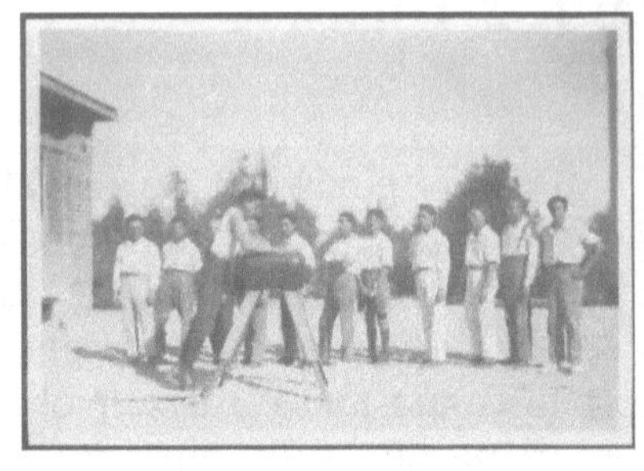

salto ginástico [i62]

ser o seguinte: Dia 1: trabalho de adestramento com exercícios laterais, Dia 2: treinamento com cavaletti, Dia 3: movimento leve ou pausa, Dia 4: trabalho de condicionamento em subida, Dia 5: salto ginástico. A documentação regular do progresso do treinamento é essencial [s179]. Anote frequências cardíacas, tempos de recuperação e observações qualitativas sobre a qualidade do movimento. Isso permite uma avaliação objetiva do desenvolvimento e ajuda na adaptação do programa de treinamento.

Cavaletti

Barras de solo especiais em suportes, que são ajustáveis em altura e utilizadas no treinamento de cavalos para melhorar o ritmo, a coordenação e a fluidez do movimento

cardiovascular

Refere-se ao coração (cardio) e aos vasos sanguíneos (vascular) e sua interação no corpo

neuromuscular

Descreve a interação entre nervos e músculos no controle do movimento

Traversal

Um movimento lateral do cavalo, onde ele se move para frente-lateralmente em duas linhas de trilha, com o corpo curvado na direção do movimento

4. 1. 3. Desenvolvimento de Força

O desenvolvimento de força no cavalo é um processo fisiológico complexo, que é regulado em nível molecular por vários mecanismos. A hipertrofia muscular, ou seja, o aumento das fibras musculares, ocorre principalmente pelo aumento de filamentos de proteína nas células musculares [s182]. Nesse contexto, dois tipos de hipertrofia desempenham um papel importante: a hipertrofia miofibrilar e a hipertrofia sarcoplasmática [s182]. Um fator decisivo para o desenvolvimento de força é a proteína miostatina, que atua como um regulador natural do crescimento muscular [s183]. Estudos mostraram que a expressão de miostatina diminui significativamente após treinamento direcionado, resultando em um aumento acentuado das fibras musculares. Isso é particularmente interessante para a elaboração prática do treinamento, uma vez que diferentes genótipos reagem de maneira distinta ao treinamento [s183]. Portanto, um programa de treinamento individualizado é de grande importância. O desenvolvimento da musculatura das costas apresenta várias fases temporais: já na fase de curto prazo, pode-se observar uma hipertrofia de certos músculos das costas. Após cerca de 30 dias de treinamento contínuo, a área de seção transversal total da musculatura das costas aumenta progressivamente em ambos os lados do corpo [s184]. Uma abordagem prática seria planejar o treinamento em blocos de 4 semanas e documentar o desenvolvimento por meio de medições regulares das circunferências musculares. Para um desenvolvimento de força eficaz, a nutrição é fundamental. As proteínas musculares são formadas a partir de aminoácidos, sendo que os aminoácidos essenciais metionina, lisina e treonina desempenham um papel crucial [s185]. Uma dica prática é a alimentação direcionada desses nutrientes no contexto temporal do treinamento. Por exemplo, o cavalo deve receber uma refeição rica em proteínas cerca de 1-2 horas antes do treinamento. A linha superior do cavalo merece atenção especial, pois é fundamental para a capacidade de carga e a qualidade do movimento [s186]. Uma linha superior fraca pode ter várias causas, desde falta de movimento até problemas digestivos. Para abordar isso de forma direcionada, recomenda-se uma abordagem holística: além do treinamento, a saúde digestiva e a oferta de proteínas também devem ser otimizadas. Um exemplo prático seria a integração de trabalho em subida em combinação com uma suplementação proteica ajustada. A ativação de células satélites desempenha um papel importante na hipertrofia muscular [s183]. Isso é estimulado por meio de treinamento direcionado, onde a intensidade e a frequência da carga devem ser cuidadosamente dosadas. Um protocolo de treinamento comprovado poderia ser o seguinte: três sessões de treinamento por semana com aumento progressivo da intensidade, garantindo que haja pelo menos um dia de descanso entre as sessões intensas. O desenvolvimento muscular requer tempo e paciência [s186]. Dependendo do estado inicial do cavalo, os progressos podem se tornar visíveis em ritmos diferentes. É importante documentar regularmente o desenvolvimento, por exemplo, por meio de fotos de diferentes ângulos ou medições das circunferências musculares. Essa documentação não apenas ajuda no controle do sucesso, mas também permite um ajuste direcionado do programa de treinamento. Além da oferta de proteínas, vitaminas e antioxidantes também desempenham um papel importante, especialmente durante e após sessões de treinamento intensas |s185|. Um conceito nutricional equilibrado deve, portanto, fornecer não apenas proteínas de alta qualidade, mas também esses micronutrientes em quantidade suficiente. Na prática, isso significa, por exemplo, a adição de vitamina E e selênio para apoiar a regeneração muscular.

Glossário

Célula Satélite

Células-tronco especiais no tecido muscular que podem formar
novas células musculares quando necessário e são importantes para
a regeneração muscular.

Miofibrilar

Refere-se aos elementos contráteis do músculo, que são
responsáveis pelo desenvolvimento real da força.

Hipertrofia Muscular

Um processo de adaptação natural do músculo, onde a espessura das
fibras musculares aumenta devido ao acúmulo de proteínas.

Sarcoplasmática

Refere-se ao fluido dentro da célula muscular, que armazena
nutrientes e energia importantes.

Miostatina

Uma proteína do corpo que atua como um freio de crescimento da
musculatura e pode variar geneticamente em sua expressão.

4. 1. 4. Regeneração

A regeneração é um processo fisiológico complexo, que é crucial para o desenvolvimento muscular e o desempenho do cavalo. Ocorre em várias fases e pode ser otimizada por meio de medidas específicas [s187]. O processo de regeneração após treinamento intenso ou lesões divide-se em três fases principais: a fase inflamatória, a fase de regeneração e a fase de remodelação [s187]. É especialmente importante respeitar períodos adequados de recuperação - um único dia entre sessões de treinamento intensivo não é suficiente para garantir a completa cicatrização dos tecidos [s188]. Uma abordagem prática é a integração de pelo menos dois dias de descanso após sessões de treinamento intensivo. A nutrição desempenha um papel fundamental na fase de regeneração. A suplementação com <u>L-Carnitina</u> demonstrou ser particularmente eficaz para reduzir o tempo de recuperação e permitir um retorno mais rápido ao treinamento [s188]. Um exemplo concreto de suplementação seria a administração de L-Carnitina cerca de 30 minutos antes do treinamento e imediatamente após a carga. Abordagens modernas de terapia regenerativa oferecem possibilidades promissoras para apoiar os processos de cicatrização. Três métodos principais se destacam [s189]: 1. Plasma rico em plaquetas (<u>PRP</u>): Esta terapia melhora a migração e proliferação celular e otimiza a síntese da matriz. Na prática, é frequentemente utilizada em lesões de tendões. 2. Antagonista do receptor de interleucina-1: Este tratamento reduz processos inflamatórios e é especialmente adequado para doenças degenerativas das articulações. 3. Terapia com células-tronco: Apoia a regeneração de tecidos danificados, reduzindo inflamações e promovendo a neovascularização. Um método inovador para apoiar a regeneração dos tecidos é a vibração de corpo inteiro [s187]. Esta forma de terapia melhora a circulação sanguínea e acelera o processo de cicatrização. Um exemplo prático de aplicação seria uma terapia de vibração de 10 minutos após o treinamento, seguida de uma leve massagem. Para a reabilitação ideal após lesões ou fases de treinamento intensivo, recomenda-se um programa estruturado que combine descanso e exercícios específicos [s190]. A combinação de massagens regulares e a aplicação de preparações para o desenvolvimento muscular pode reduzir significativamente o tempo de reabilitação. Pesquisas recentes mostram desenvolvimentos interessantes na área da <u>terapia com peptídeos</u> [s191]. Peptídeos injetáveis podem melhorar a regeneração muscular, especialmente em cavalos mais velhos, ao aumentar a resposta imunológica e inibir processos pró-fibróticos. Este tratamento deve, no entanto, ser realizado apenas em consulta com um veterinário. Um aspecto frequentemente subestimado da regeneração é a qualidade da cicatrização dos tecidos. Uma remodelação inadequada pode levar a células de tecido mal alinhadas, o que compromete a resistência estrutural e a elasticidade do tecido [s187]. Para evitar isso, é essencial uma retomada gradual e controlada do treinamento. A combinação de várias terapias regenerativas pode ainda melhorar os resultados da cicatrização. Por exemplo, a combinação do tratamento PRP com terapia de ondas de choque extracorpórea mostra resultados promissores devido à liberação aumentada de fatores de crescimento [s189].

Glossário

L-Carnitina
Uma substância natural do corpo que ajuda no transporte de ácidos graxos para as mitocôndrias, apoiando assim a produção de energia a partir de gorduras.

Plasma rico em plaquetas
Um componente sanguíneo obtido por centrifugação que contém uma alta concentração de plaquetas. Estas são ricas em fatores de crescimento e podem acelerar a cicatrização.

Terapia com peptídeos
Um método de tratamento com cadeias curtas de proteínas que podem influenciar processos metabólicos específicos no corpo.

Resumo - 4. 1. Desenvolvimento Muscular

- A intensidade do treinamento para um desenvolvimento muscular ideal é de 2-5 séries com 5-15 repetições e uma carga subjetiva de 8/10.

- Para 1-3 repetições, são necessárias pausas de 3-5 minutos; para 8-12 repetições, 1-2 minutos são suficientes.

- Cada grupo muscular necessita de pelo menos 48 horas de recuperação para um desenvolvimento muscular eficaz.

- A frequência cardíaca deve se normalizar entre 60-64 batimentos em 2-3 minutos após sessões intensas.

- A hipertrofia muscular ocorre por meio de mecanismos miofibrilares e sarcoplasmáticos.

- A proteína miostatina atua como um regulador natural do crescimento muscular.

- Após 30 dias de treinamento contínuo, a área de seção transversal total dos músculos das costas aumenta progressivamente.

- Os aminoácidos metionina, lisina e treonina desempenham um papel fundamental na construção muscular.

- A ativação de células satélites é essencial para a hipertrofia muscular.

- A suplementação de L-carnitina reduz comprovadamente o tempo de recuperação.

- O plasma rico em plaquetas (PRP) melhora a migração celular e a síntese da matriz.

- A combinação de PRP com terapia de ondas de choque intensifica a liberação de fatores de crescimento.

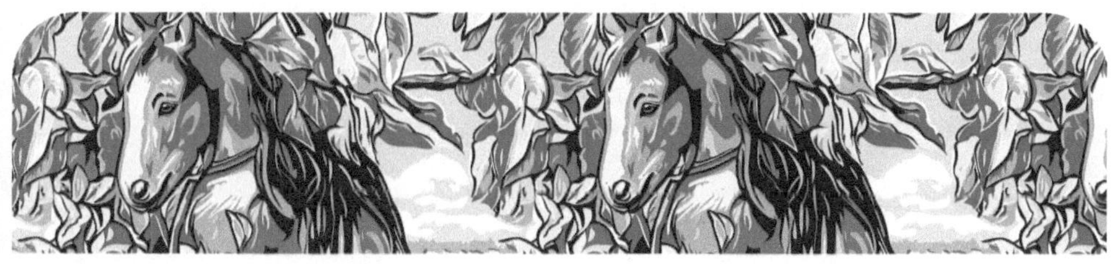

4. 2. Cinesiologia

A teoria do movimento no cavalo levanta questões fascinantes: Como um cavalo coordena seus complexos padrões de movimento? Quais princípios biomecânicos permitem que ele transite entre diferentes andamentos? E como se desenvolve a sensível interação entre musculatura, sistema nervoso e esqueleto? A pesquisa científica sobre os padrões de movimento equino fez progressos significativos nos últimos anos. Desde a descoberta de fatores genéticos até a compreensão dos processos de controle neurológico - o conhecimento sobre a fisiologia do movimento do cavalo cresce continuamente. No entanto, muitos aspectos, especialmente na área do ajuste fino da coordenação e da regulação do equilíbrio, ainda precisam ser explorados. Para proprietários de cavalos, treinadores e veterinários, a compreensão da teoria do movimento é de importância fundamental. Ela forma a base para um treinamento adequado à espécie, terapia eficaz e prevenção de saúde. Os próximos trechos iluminam os aspectos mais importantes da teoria do movimento equino e mostram como esse conhecimento pode ser aplicado na prática.

„Em velocidades médias, os cavalos apresentam uma grande variação nos padrões de movimento - desde o padrão diagonal no trote até o padrão lateral no passo.“

4. 2. 1. Andaduras

As andaduras do cavalo são padrões de movimento complexos e rítmicos, caracterizados pela coordenação precisa dos membros e de todo o corpo [s192]. Basicamente, distingue-se entre andaduras simétricas e assimétricas, sendo que as simétricas incluem o passo, o trote e o tölt, enquanto o galope é classificado como uma andadura assimétrica [s192]. Um ciclo de movimento completo consiste em várias fases: a fase de apoio, na qual o casco tem contato com o solo, a fase de impulso e a <u>fase de suspensão</u> [s193]. Na fase de apoio, os especialistas distinguem entre uma fase inicial de desaceleração e uma fase subsequente de impulso, que podem ser separadas na posição de apoio médio [s193]. Um cavaleiro experiente pode sentir essas fases claramente e deve considerá-las ao treinar o cavalo. Todo cavalo saudável domina as andaduras básicas, passo (lento) e galope (rápido) [s194]. Curiosamente, em velocidades médias, observa-se uma grande variação nos padrões de movimento - desde o padrão diagonal no trote até o padrão lateral no passo [s194]. Na avaliação da qualidade da andadura, a coordenação temporal da sequência dos cascos desempenha um papel crucial [s195]. Cavaleiros e treinadores devem prestar especial atenção à regularidade da sequência dos pés. Uma particularidade são os chamados "animais de andadura", que se destacam por andaduras adicionais em velocidades médias [s194]. Uma característica marcante dessas andaduras especiais é o "apoio de três patas" - um momento em que três cascos têm contato com o solo simultaneamente [s194]. Essa habilidade é geneticamente determinada e é controlada por geradores de padrões centrais na medula espinhal [s194]. A componente genética das andaduras foi elucidada pela descoberta da <u>mutação DMRT3</u> [s196]. Essa mutação desempenha um papel importante no desenvolvimento de várias raças de cavalo com andaduras especiais [s196]. Criadores podem hoje selecionar de forma direcionada para predisposições específicas de andadura através de testes genéticos [s194]. Para o trabalho prático com cavalos, a compreensão dos parâmetros do passo é essencial. A frequência do passo é medida em passos por segundo ou Hertz [s192]. Ao treinar, deve-se observar que a precisão dos movimentos diminui com o aumento da velocidade [s195]. Isso é especialmente relevante ao trabalhar com cavalos jovens ou inexperientes. Andaduras alternativas, como o pace ou várias formas de ambling, mostram padrões específicos de queda dos pés [s196]. No pace, por exemplo, as pernas de um lado do corpo se movem de forma síncrona, enquanto no trote os pares de pernas diagonais trabalham juntos [s196]. Essas diferenças devem ser consideradas no treinamento e na educação. Para a saúde do cavalo, é importante respeitar e promover os padrões naturais de movimento. O monitoramento dos parâmetros temporais do passo pode ajudar a identificar irregularidades precocemente [s195]. Tecnologias modernas, como <u>dispositivos inerciais</u> (IMU), apoiam a análise precisa dos movimentos [s195]. Uma atenção especial deve ser dada ao desenvolvimento das andaduras básicas antes que andaduras especiais ou artificiais sejam treinadas. A qualidade do movimento se reflete especialmente na regularidade e harmonia das sequências de passos [s192]. É importante observar que as fases de apoio e impulso devem estar em um equilíbrio adequado [s193].

Glossário

Dispositivo Inercial

Sensores eletrônicos para medir aceleração, rotação e direção do movimento. Permitem a análise detalhada do movimento do cavalo sem tecnologia de vídeo.

Fase de Suspensão

Fase no ciclo de movimento do cavalo em que nenhum casco tem contato com o solo - também chamada de fase de flutuação. Especialmente evidente no trote e no galope.

Mutação DMRT3

Alteração genética no cromossomo 23, conhecida como 'gene de andadura', que permite a execução de andaduras adicionais como tölt ou passo.

4. 2. 2. Coordenação

A coordenação no cavalo é uma interação complexa de diferentes sistemas, que vai muito além da mera atividade muscular. Ela se baseia na interação precisa entre o cérebro, a medula espinhal e o aparelho locomotor [s197]. Isso se torna especialmente evidente nas transições fluidas entre diferentes andamentos, que exigem um ajuste altamente preciso de todos os sistemas envolvidos. O controle postural desempenha um papel central. Ele abrange vários processos sensório-motores que são responsáveis pelo equilíbrio em situações tanto estáticas quanto dinâmicas [s198]. Por exemplo, um cavalo deve ajustar continuamente seu centro de gravidade ao passar do passo para o trote, o que só é possível por meio de uma excelente coordenação. Os cavaleiros podem apoiar essas transições, trabalhando inicialmente na zona de conforto do cavalo e aumentando gradualmente as exigências [s199]. A propriocepção, ou seja, a percepção da própria posição corporal no espaço, é fundamental para a capacidade de desempenho coordenativo. Uma alteração nessa habilidade pode levar a distúrbios significativos de coordenação e perda de força [s200]. Na prática, isso se manifesta, por exemplo, quando um cavalo precisa ser reabilitado após uma lesão. Aqui, é recomendável começar com exercícios de coordenação simples em solo firme e plano, aumentando gradualmente a complexidade. Curiosamente, as mudanças de andamento não servem apenas para a eficiência energética, mas também para a estabilidade. Estudos científicos mostraram que a transição do passo para o trote aumenta a robustez contra distúrbios laterais [s197]. Isso explica por que os cavalos frequentemente preferem o trote ao passo em terrenos irregulares. Para cavaleiros e treinadores, isso significa que, ao trabalhar em campo, devem considerar essa tendência natural e permitir que o cavalo escolha o andamento quando se trata de estabilidade e segurança.

A coordenação pode ser aprimorada por meio de intervenções terapêuticas direcionadas [s198]. É importante estimular diferentes canais sensoriais. Na prática, exercícios com diferentes superfícies, <u>trabalho com Cavaletti</u> ou a montaria sobre obstáculos de solo têm se mostrado eficazes. Esses exercícios não apenas promovem a coordenação, mas também ajudam a identificar e corrigir

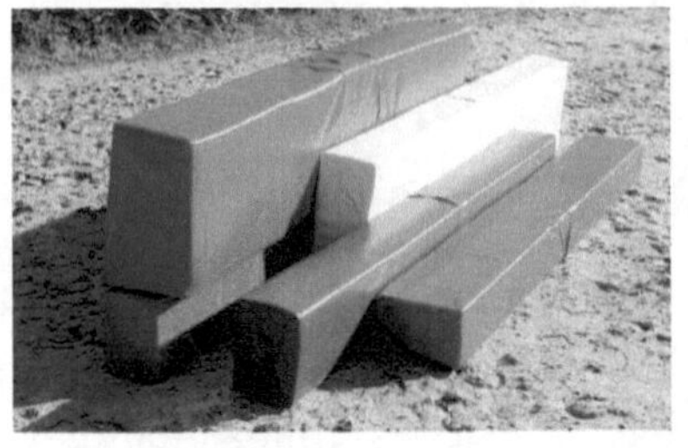

Cavaletti [i63]

padrões de compensação ocultos [s199]. A partir do andamento básico "trote", podem ser desenvolvidos nove andamentos diferentes por meio da variação da inclinação do corpo e da carga das pernas [s201]. Isso ilustra a enorme adaptabilidade do aparelho locomotor equino. Para o treinamento, isso significa que um desenvolvimento gradual das habilidades coordenativas é possível, sempre prestando atenção à predisposição individual e à condição física do cavalo. A componente neurológica da coordenação não deve ser subestimada. Distúrbios na transmissão de sinais entre o cérebro e os músculos podem prejudicar significativamente a capacidade de desempenho coordenativo [s200]. Portanto, controles veterinários regulares são essenciais para identificar e tratar problemas neurológicos precocemente. Para o trabalho prático com cavalos, isso significa que uma construção sistemática das habilidades coordenativas é indispensável. Deve-se seguir o princípio "do fácil para o difícil" e "do simples para o complexo". É especialmente importante dar ao cavalo tempo suficiente para desenvolver suas habilidades coordenativas e evitar sobrecargas.

Glossário

postural

Refere-se à postura corporal e seu controle. Um sistema de reflexos e atividades musculares que regula a posição ereta e o equilíbrio do corpo.

Propriocepção

Um sistema sensorial que percebe a posição e o movimento do corpo no espaço através de receptores especiais em músculos, tendões e articulações. Especialmente importante para o movimento seguro e o equilíbrio do cavalo.

Cavaletti

Barras de solo especialmente desenvolvidas em suportes baixos, que podem ser ajustadas em diferentes alturas. Servem como auxílio de treinamento para melhorar os padrões de movimento e a coordenação.

4. 2. 3. Equilíbrio

equilíbrio de um cavalo é fundamental para sua saúde, desempenho e a interação harmoniosa com o cavaleiro. Um cavalo equilibrado pode se mover de forma eficiente e é menos suscetível a lesões [s202]. O desenvolvimento e a manutenção do equilíbrio é um processo complexo que envolve vários aspectos da <u>Biomecânica</u> e controle de movimento. Um princípio importante é que a verdadeira força só pode ser construída sobre a base da estabilidade. Quando um cavalo tenta encontrar seu equilíbrio ou assume uma postura inclinada, não é capaz de desenvolver o tipo de força que leva a um desempenho melhorado [s202]. No trabalho prático, isso significa que deve-se primeiro trabalhar na estabilidade antes de se concentrar em exercícios de força. Isso pode ser alcançado por meio de exercícios direcionados para posicionamento dos pés e controle das articulações vertebrais. A biomecânica do cavalo baseia-se em quatro dimensões de movimento que devem ser consideradas em um sistema de treinamento moderno e amigável ao cavalo [s203]. É importante que o cavaleiro entenda como essas dimensões interagem. Uma abordagem prática é começar com exercícios simples de transferência de peso e desenvolvê-los gradualmente para sequências de movimento mais complexas. O alinhamento do cavaleiro desempenha um papel crucial no equilíbrio do cavalo. Os ombros do cavaleiro devem estar relaxados e alinhados diretamente sobre a pelve [s204]. Um dorso de cavalo estável e reto facilita a percepção da própria posição pelo cavaleiro. Na prática, é aconselhável revisar regularmente a própria postura e, se necessário, melhorá-la por meio de exercícios direcionados. Descobertas interessantes vêm da hipoterapia: os impulsos rítmicos de movimento que emanam do dorso do cavalo estimulam os <u>mecanismos reflexos posturais</u> [s205]. Essa descoberta também pode ser aplicada ao treinamento de cavalos saudáveis. Por meio de treinamento direcionado, a sincronização entre os movimentos do cavalo e do cavaleiro pode ser melhorada [s206], levando a uma melhor mobilidade funcional. O trabalho na flexibilidade do cavalo é um passo essencial para melhorar a retidão [s204]. Exercícios práticos podem ser realizados inicialmente em pé, antes de serem transferidos para o movimento. Deve-se prestar especial atenção à carga uniforme de ambos os lados do corpo, pois assimetrias podem levar a uma diminuição da força central. Um aspecto importante do equilíbrio é a consciência corporal do cavalo. Para alcançar estabilidade, o cavalo precisa de uma consciência e controle aprimorados sobre o posicionamento de seus pés, bem como a capacidade de manter o alinhamento de suas articulações vertebrais durante o movimento [s202]. Isso pode ser promovido por meio de exercícios específicos de trabalho no solo, onde o cavalo aprende a posicionar seus pés de forma direcionada e a controlar seu corpo conscientemente. O desenvolvimento do equilíbrio deve ocorrer de forma sistemática e sem pressão de tempo. Investigações científicas mostram que a estabilidade melhora com a prática, o que se reflete na diminuição das variações do centro de pressão [s205]. Para treinadores e cavaleiros, isso significa que devem dar aos seus cavalos tempo suficiente para desenvolver e consolidar novos padrões de movimento.

Glossário

Biomecânica
A ciência que estuda as leis mecânicas em organismos vivos. Nos cavalos, investiga as forças e movimentos que atuam sobre ossos, articulações e músculos.

mecanismos reflexos posturais
Reações corporais automáticas que servem para manter a postura e o equilíbrio do corpo. Esses reflexos são controlados por órgãos sensoriais no ouvido interno, músculos e articulações.

Resumo - 4. 2. Cinesiologia

- A mutação DMRT3 determina significativamente a capacidade para andamentos especiais como Tölt ou Pace.
- Os animais de marcha se destacam por um característico 'apoio de três patas' em velocidade média.
- A precisão dos movimentos sistematicamente diminui com o aumento da velocidade.
- A transição do passo para o trote aumenta comprovadamente a robustez em relação a distúrbios laterais.
- A partir do andamento básico 'trote', podem ser desenvolvidos nove andamentos diferentes por meio da variação da inclinação do corpo.
- O controle postural abrange processos sensório-motores para equilíbrio estático e dinâmico.
- Uma alteração na propriocepção leva a uma perda de força mensurável e distúrbios de coordenação.
- Os impulsos rítmicos de movimento da parte traseira do cavalo estimulam diretamente os mecanismos reflexos posturais.
- Assimetrias no movimento resultam em uma redução mensurável da força do core.
- A estabilidade melhora com o aumento da prática, mensurável por meio da redução das variações do centro de pressão.
- O verdadeiro desenvolvimento de força só é possível com base em um equilíbrio estável, não em posturas de compensação.

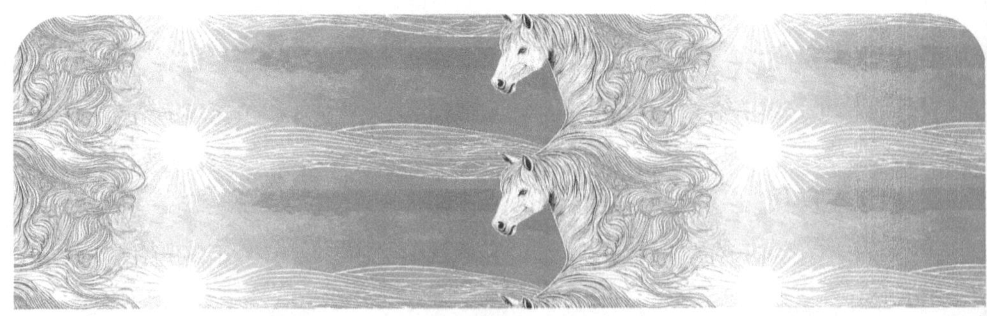

4. 3. Otimização do Desempenho

A otimização do desempenho esportivo em cavalos levanta questões complexas: Como o treinamento pode ser estruturado de forma a ser eficaz e ao mesmo tempo preservar a saúde? Quais parâmetros fisiológicos devem ser considerados para evitar sobrecarga? E como um planejamento de treinamento sistemático pode contribuir para a prevenção de lesões? A pesquisa científica dos últimos anos demonstrou que a otimização do desempenho em cavalos requer uma interação cuidadosamente ajustada entre controle de carga, planejamento de treinamento estruturado e medidas preventivas. Nesse contexto, tanto parâmetros mensuráveis, como frequência cardíaca e níveis de lactato, quanto a constituição individual do cavalo desempenham um papel decisivo. O desafio consiste em encontrar o equilíbrio certo entre estímulos de treinamento e recuperação - uma tarefa que exige conhecimento sólido sobre os fundamentos da fisiologia do treinamento. As seções a seguir mostram como as descobertas modernas da fisiologia esportiva podem ser integradas ao trabalho prático de treinamento.

> *„A regra 80/20 afirma que cerca de 80% do treinamento deve ocorrer na faixa de baixa intensidade para garantir um desenvolvimento de desempenho sustentável."*

4. 3. 1. Controle de Carga

controle profissional de carga é um componente central para o desenvolvimento sustentável do desempenho e a manutenção da saúde de cavalos de esporte. Baseia-se na monitorização sistemática e na adaptação dos estímulos de treinamento, considerando tanto parâmetros fisiológicos quanto biomecânicos [s207]. Um princípio fundamental do controle de carga é a regra 80/20, que afirma que cerca de 80% do treinamento deve ocorrer na faixa de baixa intensidade [s208]. Isso é especialmente importante para o desenvolvimento a longo prazo de jovens cavalos, nos quais a sobrecarga precoce deve ser evitada. Um exemplo prático seria a elaboração de uma semana típica de treinamento: em cinco dias de treinamento, quatro devem estar na faixa de intensidade moderada, enquanto apenas um dia é reservado para treinamento de alta intensidade. O monitoramento da frequência cardíaca desempenha um papel central no controle de carga. Estudos mostraram que cavalos com frequências cardíacas mais baixas durante a fase de aquecimento e frequências cardíacas máximas mais altas durante fases de carga intensa apresentam melhor desempenho [s209]. Para os treinadores, isso significa que eles devem monitorar a frequência cardíaca de seus cavalos durante o aquecimento - idealmente, ela deve estar entre 40-50% da frequência cardíaca máxima na fase de aquecimento. A variabilidade da frequência cardíaca (HRV) estabeleceu-se como um importante indicador para o controle de treinamento [s210]. Os treinadores devem medir regularmente os valores de HRV de seus cavalos pela manhã, em repouso. Uma queda acentuada na HRV pode indicar sobrecarga e deve levar a uma redução imediata da intensidade do treinamento. A reabilitação após lesões requer atenção especial. Aqui, o uso de sistemas de suporte dinâmico tem se mostrado eficaz, permitindo um controle preciso da carga [s211]. Esses sistemas permitem um aumento gradual da carga, por exemplo, através da limitação controlada da extensão da articulação do casco durante diferentes fases de movimento. O monitoramento dos níveis de lactato no sangue tem se mostrado um parâmetro particularmente significativo para avaliar a adaptação ao treinamento [s212]. Os treinadores devem realizar medições regulares de lactato durante testes de carga padronizados para determinar o limiar anaeróbico individual de seus cavalos e ajustar o treinamento de acordo. Um erro comum na prática de treinamento é a subestimação dos sinais de sobrecarga. Estudos mostraram que a condição física de cavalos de esporte pode diminuir durante fases intensas de treinamento [s213]. Portanto, os treinadores devem estabelecer um monitoramento sistemático que considere não apenas parâmetros de desempenho, mas também mudanças comportamentais e tempos de recuperação. Para a implementação prática, recomenda-se a manutenção de um diário de treinamento detalhado, onde, além dos dados objetivos, também sejam registradas observações subjetivas [s207]. Isso permite identificar tendências a longo prazo e ajustar o treinamento de acordo. Um esquema comprovado é a avaliação semanal dos dados coletados, seguida de ajustes no treinamento para a semana seguinte. A capacidade de adaptação individual dos cavalos deve ser especialmente considerada. Curiosamente, estudos mostram que cavalos com parâmetros de desempenho iniciais mais fracos muitas vezes conseguem os maiores avanços no treinamento [s212]. Isso sublinha a importância de uma abordagem paciente e sistemática para o desenvolvimento do desempenho. Para um controle de carga ideal, é essencial registrar e relacionar tanto parâmetros de carga externos (por exemplo, volume de treinamento, intensidade) quanto internos (por exemplo, frequência cardíaca, <u>valores de lactato</u>) [s207]. Isso permite um ajuste preciso da carga de treinamento ao estado de condicionamento físico individual do cavalo e ajuda a encontrar o equilíbrio ideal entre carga e recuperação.

Glossário

Variabilidade da Frequência Cardíaca

Intervalo de tempo entre batimentos cardíacos individuais, que fornece informações sobre a adaptabilidade do coração e a interação entre o sistema simpático e parassimpático

Lactato

Produto do metabolismo que se forma durante o trabalho muscular intenso sem fornecimento adequado de oxigênio e pode levar à acidificação da musculatura

4. 3. 2. Planejamento do treinamento

m planejamento sistemático do treinamento é fundamental para o desenvolvimento bem-sucedido do desempenho de cavalos de esporte. O planejamento segue o princípio da periodização, que estrutura diferentes ciclos e fases de treinamento de forma sequencial [s214]. A base é o treinamento básico, caracterizado por sessões de treinamento mais longas e moderadas. Nesta fase, o foco está no desenvolvimento da capacidade aeróbica e na construção da resistência básica [s215]. Um bloco de treinamento típico poderia consistir, por exemplo, em três sessões de 45 minutos por semana, nas quais o cavalo é principalmente movimentado em trote e leve galope. Após a fase básica, ocorre um aumento sistemático por meio da integração de estímulos de treinamento específicos. Aqui, o treinamento intervalado e as unidades de velocidade direcionadas são utilizados com mais frequência [s216]. Um treinamento intervalado comprovado poderia ser o seguinte: após 15 minutos de aquecimento, seguem-se 4-6 intervalos de 2-3 minutos de intensidade aumentada, intercalados por 3-4 minutos de recuperação ativa em passo. Um conceito de especial importância é o "Peaking", ou seja, o controle direcionado da forma em direção a um pico de competição [s217]. Cerca de duas semanas antes de competições importantes, inicia-se uma fase de Tapering, na qual o volume de treinamento é reduzido em 40-90%, enquanto a intensidade das unidades restantes permanece alta. Essa estratégia pode aumentar o desempenho em competições em 3-6%. A Blockperiodização provou ser um conceito eficaz, onde objetivos de treinamento específicos são abordados em blocos concentrados [s214]. Um bloco típico de 4 semanas poderia, por exemplo, inicialmente focar na resistência, seguido por uma semana de treinamento de força intenso, uma semana de treinamento de velocidade e uma semana de recuperação.

Para a implementação prática, é essencial um equilíbrio entre carga e recuperação [s216]. Os treinadores devem observar as seguintes regras básicas:
- Pelo menos um dia completo de descanso por semana
- Alternância entre sessões de treinamento intensivas e regenerativas
- Monitoramento regular da capacidade de recuperação por meio da observação de padrões de comportamento e parâmetros vitais

A integração do treinamento mental no planejamento do treinamento está se tornando cada vez mais importante [s216]. Por exemplo, passeios tranquilos na natureza ou exercícios de relaxamento direcionados durante as fases de recuperação podem ser incorporados. Um aspecto frequentemente subestimado é o equilíbrio entre treinamento de força e resistência [s215]. Isso pode ser implementado na prática por meio da integração de trabalho em ladeira ou galope controlado em subidas para o desenvolvimento de força, enquanto fases mais longas de trote em terreno plano servem para o desenvolvimento da resistência.

O planejamento do treinamento também deve considerar as necessidades individuais e as capacidades de adaptação do cavalo [s214]. Os treinadores devem estabelecer um sistema de monitoramento detalhado que inclua os seguintes aspectos:
- Documentação diária do conteúdo e volume do treinamento
- Coleta regular de parâmetros de desempenho
- Registro de tempos de recuperação e anomalias comportamentais

A nutrição desempenha um papel importante de apoio no planejamento do treinamento [s216]. O plano nutricional deve ser ajustado à fase de treinamento específica, sendo que em fases intensivas a necessidade de energia deve ser aumentada de acordo. Para o desenvolvimento a longo prazo, é importante integrar unidades de teste regulares no planejamento, a fim de verificar o sucesso do treinamento e fazer ajustes, se necessário. Esses testes devem ser realizados em condições padronizadas para obter resultados comparáveis.

Blockperiodização

Um conceito moderno de treinamento, onde diferentes objetivos de
treinamento são trabalhados em períodos concentrados e sucessivos,
em vez de desenvolver várias habilidades em paralelo.

Peaking

Um método de treinamento do esporte de alto rendimento, onde, por
meio do controle direcionado da carga de treinamento, o pico de
desempenho é alcançado exatamente no momento desejado.

Tapering

Uma técnica de treinamento na qual a carga de treinamento é
sistematicamente reduzida antes de uma competição, para reduzir a
fadiga e alcançar um desempenho ótimo.

4. 3. 3. Prevenção de Lesões

A prevenção de lesões é um tema complexo e importante no esporte equestre, uma vez que anualmente cerca de 16% dos cavalos de esporte são afetados por lesões significativas nos tecidos moles, que levam a interrupções no treinamento [s218]. Portanto, uma abordagem sistemática de prevenção é essencial para a saúde a longo prazo dos cavalos. A $1 desempenha um papel central na prevenção de lesões. Os treinadores devem entender exatamente as exigências específicas de sua disciplina, uma vez que a maioria das lesões relacionadas ao treinamento pode ser evitada com um entendimento biomecânico correto [s219]. Um exemplo prático: em cavalos de adestramento, deve-se prestar especial atenção à carga uniforme de ambos os lados do corpo. Isso pode ser alcançado por meio de trocas regulares de mão e unidades de trabalho equilibradas em ambas as mãos. A sobrecarga repetida foi identificada como a principal causa de lesões nos tecidos moles [s218]. Isso frequentemente ocorre devido a uma combinação de fadiga, claudicações existentes e uma conformação desfavorável. Para contrabalançar isso, recomenda-se a integração de Cross-Training no plano de treinamento [s220]. Um programa eficaz de Cross-Training poderia consistir, por exemplo, em uma combinação de trabalho de adestramento, unidades de campo controladas e trabalho de ginástica na longa. A condição do solo desempenha um papel decisivo na prevenção de lesões [s221]. Os treinadores devem acostumar seus cavalos sistematicamente a diferentes superfícies [s220]. Uma abordagem prática seria estruturar o treinamento da seguinte forma: aquecimento em solo firme e plano, fase principal de trabalho na superfície específica da disciplina e fase de relaxamento novamente em solo firme. Tecnologias modernas oferecem possibilidades inovadoras para a prevenção de lesões. Em particular, na prevenção de contraturas musculares, a terapia por ondas de choque, a termografia infravermelha e as eletroterapias mostraram-se eficazes [s222]. No entanto, esses métodos devem sempre ser utilizados em consulta com o veterinário responsável.

Um aspecto frequentemente subestimado é a importância da força do tronco do cavalo [s220]. Um treinamento específico de estabilização do tronco pode ser alcançado por meio de exercícios específicos. Exercícios práticos para isso incluem:
- Trabalho com varas ao passo e ao trote
- Treinamento com cavaletti em diferentes distâncias
- Trabalho em inclinação
- Direcionamento para trás em linha reta

As condições de alojamento influenciam significativamente o risco de lesões. Estudos mostram que o alojamento apenas em estábulo aumenta o risco de lesões nos tecidos moles [s218]. Uma medida preventiva é garantir movimento suficiente também fora do treinamento, idealmente por meio de pastagem regular ou permanência em piquetes.

Um programa abrangente de prevenção deve incluir também o controle e cuidado regulares dos pés, dentes e equipamentos [s219]. Um plano de controle prático poderia ser estruturado da seguinte forma:
- Controle diário dos cascos antes e depois do treinamento
- Controle mensal do equipamento quanto ao desgaste
- Controle semestral dos dentes pelo veterinário
- Ajuste regular da sela

O desenvolvimento de módulos educacionais para treinadores, proprietários e veterinários é uma parte importante da prevenção de lesões [s221]. Estes devem, em particular, transmitir a identificação de sinais de alerta precoces e a importância de medidas preventivas. Uma fase adequada de aquecimento e resfriamento é fundamental para a prevenção de lesões [s219]. Um programa de aquecimento estruturado deve incluir pelo menos 15-20 minutos e aumentar gradualmente a intensidade. A fase de resfriamento deve ser de duração semelhante e terminar com elementos de alongamento e relaxamento.

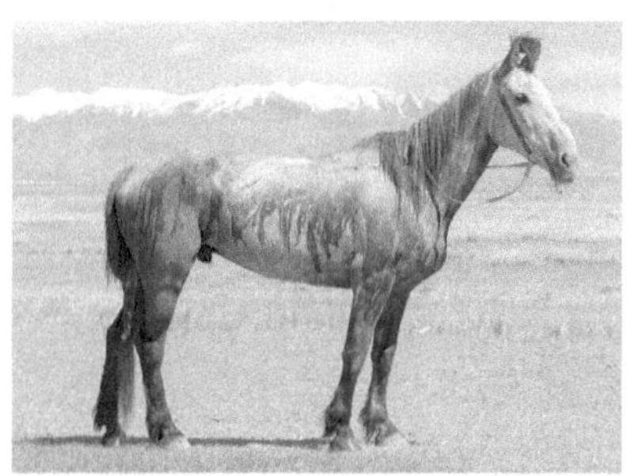

Conformação [i64]

Glossário

Conformação
A estrutura física e a aparência externa de um cavalo, especialmente em relação às proporções e à relação entre as partes do corpo.

Cross-Training
Método de treinamento que combina diferentes esportes ou formas de exercício para evitar sobrecargas unilaterais e melhorar a condição física geral.

Termografia
Método de imagem que torna visíveis as diferenças de temperatura no corpo e serve para detectar inflamações ou distúrbios circulatórios.

- A regra 80/20 afirma que 80% do treinamento deve ocorrer na faixa de baixa intensidade

- Frequências cardíacas mais baixas durante a fase de aquecimento correlacionam-se com melhor desempenho

- Uma queda acentuada na variabilidade da frequência cardíaca indica sobrecarga

- Sistemas de suporte dinâmico permitem controle preciso da carga na reabilitação

- Cavalos com parâmetros de desempenho iniciais inferiores frequentemente mostram os maiores avanços no treinamento

- A fase de tapering reduz o volume de treinamento em 40-90% duas semanas antes das competições

- A periodização em blocos concentra objetivos de treinamento específicos em blocos de 4 semanas

- 16% dos cavalos atletas sofrem anualmente lesões significativas de tecidos moles

- O cross-training reduz o risco de lesões por meio da variação das formas de carga

- A terapia por ondas de choque e a termografia infravermelha mostraram-se eficazes na prevenção de contraturas musculares

- A manutenção exclusiva em estábulo aumenta comprovadamente o risco de lesões de tecidos moles

- A combinação de fadiga, claudicações existentes e conformação desfavorável é a principal causa de lesões de tecidos moles

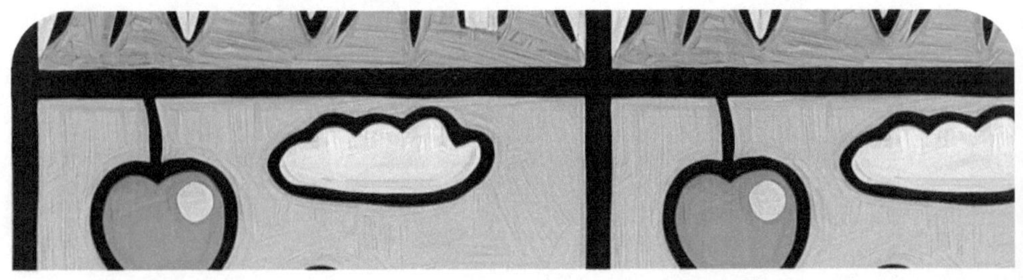

- A hipertrofia muscular ocorre através do aumento de filamentos de proteína, sendo diferenciada em hipertrofia miofibrilar e sarcoplasmática. A proteína miostatina atua como um regulador natural do crescimento muscular e sua expressão diminui significativamente após o treinamento. A musculatura das costas já apresenta um aumento progressivo da área de seção transversal total após 30 dias de treinamento contínuo. A ativação de células satélites desempenha um papel importante na hipertrofia muscular e é estimulada por treinamento direcionado. A variabilidade da frequência cardíaca (VFC) se estabeleceu como um indicador importante para a gestão do treinamento. A periodização em blocos permite um foco concentrado em objetivos de treinamento específicos em períodos de tempo definidos. Cerca de 16% dos cavalos de esporte são afetados anualmente por lesões significativas nos tecidos moles. A mutação DMRT3 desempenha um papel importante no desenvolvimento de diferentes raças de cavalos com andamentos especiais. O controle postural abrange processos sensório-motores para o equilíbrio em situações estáticas e dinâmicas. A propriocepção é fundamental para a capacidade de desempenho coordenativo, e sua comprometimento leva a distúrbios de coordenação. A transição do passo para o trote aumenta a robustez em relação a distúrbios laterais. A integração de cross-training no plano de treinamento reduz o risco de lesões devido a sobrecargas unilaterais. Tecnologias modernas, como terapia por ondas de choque e termografia infravermelha, mostraram-se eficazes na prevenção de lesões. A fase de tapering antes das competições, com um volume de treinamento reduzido em 40-90%, pode aumentar o desempenho em 3-6%.

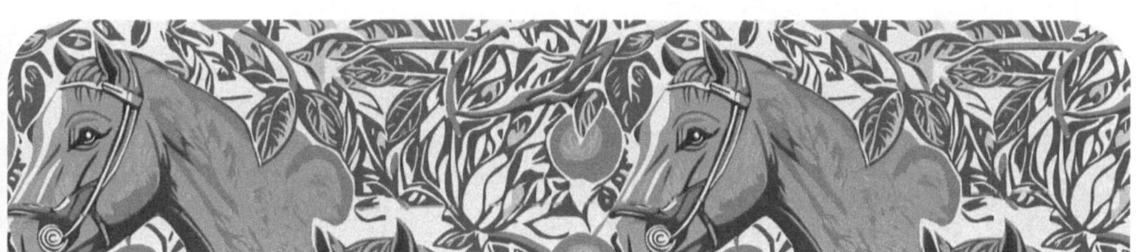

Ofertas adicionais gratuitas planejadas

Temos o prazer de oferecer futuramente materiais complementares gratuitos para este livro:

- Um capítulo bônus exclusivo com conteúdo adicional
- Um resumo compacto de todo o livro em formato PDF

A publicação destes materiais está prevista para janeiro de 2025.
Sinta-se à vontade para visitar nosso site hoje mesmo. Assim que nosso serviço de newsletter for lançado (previsto para janeiro de 2025), você poderá se registrar para receber atualizações e não perder nenhuma novidade sobre as ofertas adicionais gratuitas.

SaageBooks.com/pt/saude_equina-bonus-23M35P

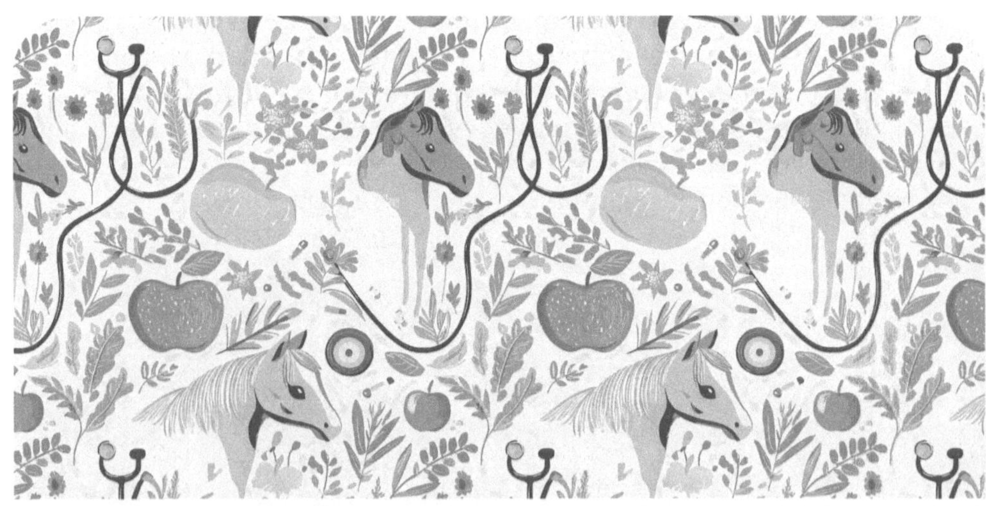

Caros leitores,

Sinto-me profundamente honrado por terem dedicado tempo para ler meu livro do início ao fim. Como autor, meu maior desejo é fornecer insights valiosos e orientação prática. Sua confiança em meu trabalho significa muito para mim. Espero que a leitura tenha sido enriquecedora para vocês. Se tiverem alguma dúvida ou sugestão, não hesitem em me contactar através do nosso site.

Se gostaram deste livro, agradeceria muito uma avaliação honesta. Sua opinião é importante para mim e ajuda outros leitores em sua decisão. Vocês podem facilmente deixar sua avaliação honesta na plataforma de vendas onde compraram o livro.
Obrigado pelo seu apoio!

Artemis Saage

Saage Media GmbH

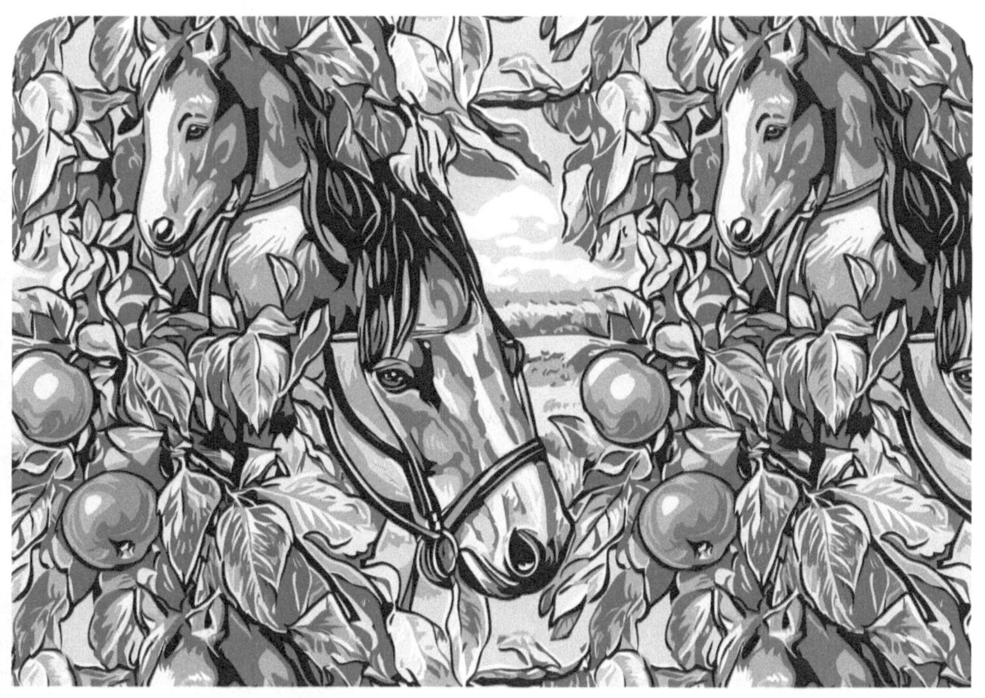

SaageBooks.com/pt

Descubra mais! O nosso site editorial oferece-lhe uma seleção diversificada de livros adicionais e publicações interessantes. Além de conteúdo gratuito e materiais bônus exclusivos, você encontrará informações detalhadas sobre nossas obras. Navegue pela nossa extensa oferta digital e inspire-se com experiências adicionais de leitura. Como serviço especial, oferecemos conteúdo gratuito e pago para complementar perfeitamente sua experiência de leitura.

SaageBooks.com/pt

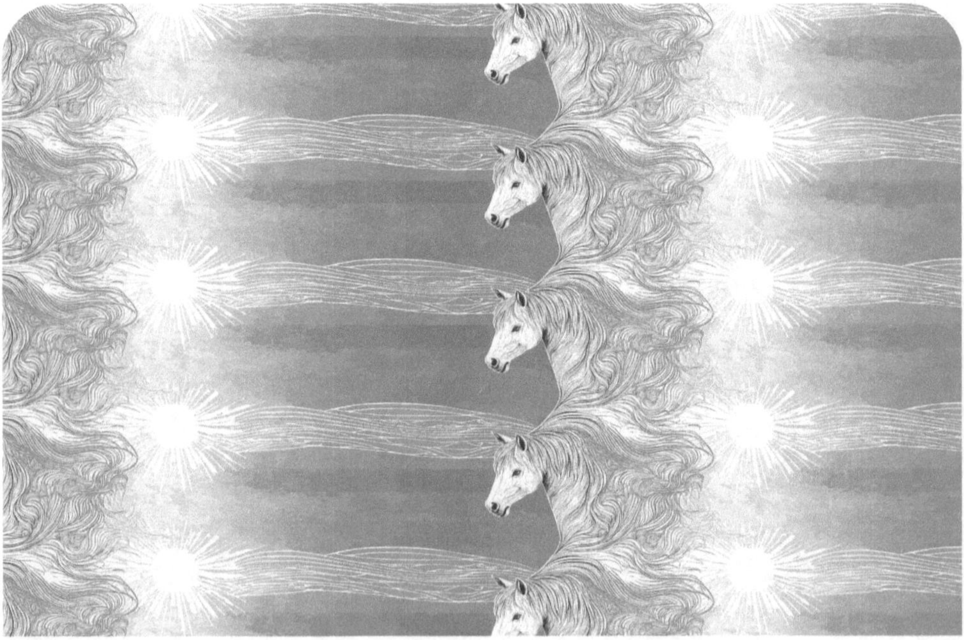

Fontes

Meus sinceros agradecimentos a todos os autores das fontes científicas e não científicas citadas, aos operadores dos sites referenciados e aos criadores das imagens, gráficos e estudos utilizados, cujo valioso trabalho contribuiu significativamente para a criação deste livro.
Para mais informações, recomendo visitar os sites das fontes vinculadas.

Todas as fontes foram acessadas pela última vez em: 2024-12-04

[s1] - https://www.nature.com/articles/s41598-024-75960-7
Autor: Jindi Wu, Heya Na, Fan Bai, Siyu Li, Hao Gao, Rina Sha
Título: Preparation and tissue structure analysis of horse bone collagen peptide
Data de lançamento: 28 October 2024
Site: Nature
Editora: Scientific Reports

[s2] - https://www.nature.com/articles/s41598-018-29655-5
Autor: J. Oinas, A. P. Ronkainen, L. Rieppo, M. A. J. Finnilä, J. T. Iivarinen, P. R. van Weeren, H. J. Helminen, P. A. J. Brama, R. K. Korhonen, S. Saarakkala
Título: Composition, structure and tensile biomechanical properties of equine articular cartilage during growth and maturation
por: Nature Research
Data de lançamento: 27 July 2018
Site: Nature
Editora: Scientific Reports

[s3] - https://avmajournals.avma.org/downloadpdf/view/journals/ajvr/52/1/ajvr.1991.52.01.133.pdf
Autor: David A. Wilson, DVM, MS; Gordon J. Baker, BVSc, PhD; Gerald J. Pijanowski, DVM, PhD; Michael J. Boero, DVM, MS; Robert R. Badertscher II, DVM, PhD
Título: Composition and morphologic features of the interosseous muscle in Standardbreds and Thoroughbreds
Data de lançamento: January 1991
Site: AVMA Journals
Editora: American Veterinary Medical Association

[s4] - https://optionsforanimals.com/wp-content/uploads/2019/02/Ex_and_Tx_of_Eq_Back_Pain.pdf
Autor: Kevin K. Haussler, DVM, DC, PhD
Título: Review of the Examination and Treatment of Back and Pelvic Disorders
por: Gail Holmes Equine Orthopaedic Research Center, Colorado State University
Site: optionsforanimals.com
Editora: American Association of Equine Practitioners

[s5] - https://www.mdpi.com/2076-2615/11/1/234
Autor: Gravrok, J., et al.
Título: Beyond the Benefits of Assistance Dogs: Exploring Challenges Experienced by First-Time Handlers
por: MDPI
Data de lançamento: 2019
Site: MDPI
Editora: MDPI

[s6] - https://www.nature.com/articles/s41598-020-65339-9
Autor: Ryotaro Nagakura, Masahito Yamamoto, Juhee Jeong, Nobuyuki Hinata, Yukio Katori, Wei-Jen Chang, Shinichi Abe
Título: Switching of Sox9 expression during musculoskeletal system development
por: Nature Publishing Group
Data de lançamento: 2020-05-21
Site: Nature
Editora: Scientific Reports

[s7] - https://www.ivis.org/sites/default/files/library/aaep/1997/Haussler.pdf
Autor: Kevin K. Haussler, DVM, DC, PhD
Título: Application of Chiropractic Principles and Techniques to Equine Practice
Data de lançamento: 1997
Site: IVIS
Editora: AAEP

[s8] - https://www.epauk.org/about-equine-podiatry/articles/hoof-anatomy-a-beginners-guide/
Título: Hoof Anatomy – A Beginner's Guide
por: Equine Podiatry Association
Site: Equine Podiatry Association

[s9] - https://extension.missouri.edu/sites/default/files/legacy_media/wysiwyg/Extensiondata/Pub/pdf/agguides/ansci/g02740.pdf
Autor: Robert C. McClure, Gerald R. Kirk, Phillip D. Garrett
Título: Functional Anatomy of the Horse Foot
por: University of Missouri
Data de lançamento: 10/99
Site: MU Extension
Editora: University of Missouri

[s10] - https://equine-jogging-shoes.com/advice-guidance/rubber-sole/
Título: Unique Rubber Sole Benefits
Data de lançamento: 2023
por: All Natural Horse Care
Site: Equine Jogging Shoes

[s11] - https://digitalcommons.otterbein.edu/stu_honor/56/
Autor: Sharlee Lowe
Título: The Effect of Whole Body Vibration on Equine Hoof Growth
Data de lançamento: 2017
Site: Digital Commons @ Otterbein

[s12] - https://pubmed.ncbi.nlm.nih.gov/7988538/
Autor: P Dyhre-Poulsen, H H Smedegaard, J Roed, E Korsgaard
Título: Equine hoof function investigated by pressure transducers inside the hoof and accelerometers mounted on the first phalanx
Data de lançamento: 1994-09
Site: PubMed
Editora: Equine Veterinary Journal

[s13] - https://www.extension.purdue.edu/extmedia/id/id-321-w.pdf
Autor: Kate Hepworth, Dr. Michael Neary, Dr. Simon Kenyon
Título: Hoof Anatomy, Care and Management in Livestock
por: Purdue University Cooperative Extension Service
Data de lançamento: 10/04
Site: Purdue University Extension
Editora: Purdue University Cooperative Extension Service

[s14] - https://www.equestriansurfaces.co.uk/news/horse-hoof-anatomy-your-complete-guide/
Título: Horse Hoof Anatomy: Your Complete Guide
por: Equestrian Surfaces
Data de lançamento: 06.03.2023
Site: Equestrian Surfaces

[s15] - https://nebraskaequine.com/about-us/our-services/chiropractic-and-acupuncture.html
Título: Chiropractic and Acupuncture
por: Nebraska Equine Veterinary Clinic
Site: Nebraska Equine Veterinary Clinic

[s16] - https://vet.arioneo.com/en/blog/horse-back-anatomy-and-biomechanics/
Título: Horse back: anatomy and biomechanics
por: Arioneo
Data de lançamento: 2022-11-18
Site: Arioneo

[s17] - https://www.nature.com/articles/s41598-021-92272-2
Autor: A. Byström, A. M. Hardeman, F. M. Serra Bragança, L. Roepstorff, J. H. Swagemakers, P. R. van Weeren, A. Egenvall
Título: Differences in equine spinal kinematics between straight line and circle in trot
por: Nature Publishing Group
Data de lançamento: 2021-06-18
Site: Nature
Editora: Scientific Reports

[s18] - https://emedicine.medscape.com/article/1899031-overview
Autor: Stephen Kishner, MD, MHA; Chief Editor: Thomas R Gest, PhD
Título: Lumbar Spine Anatomy: Overview, Gross Anatomy, Natural Variants
por: Medscape
Data de lançamento: Nov 09, 2017
Site: Medscape

[s19] - https://pubmed.ncbi.nlm.nih.gov/10218240/
Autor: J M Denoix
por: National Institute of Agronomic Research
Título: Spinal biomechanics and functional anatomy
Data de lançamento: 1999-04
Site: PubMed
Editora: Vet Clin North Am Equine Pract

[s20] - https://veteriankey.com/the-respiratory-system-anatomy-physiology-and-adaptations-to-exercise-and-training/
Autor: PIERRE LEKEUX, TATIANA ART, DAVID R. HODGSON
Título: The respiratory system: Anatomy, physiology, and adaptations to exercise and training
por: Veterinary Key
Site: Veterinary Key

[s21] - https://vet.ucalgary.ca/community/learning-animal-health/anatomy/equine
Título: Equine Anatomy
por: University of Calgary
Site: University of Calgary Veterinary Medicine

[s22] - https://vethospital.tamu.edu/large-animal/equine-soft-tissue-surgery/respiratory-tract/
Título: Respiratory Tract
por: Texas A&M University
Site: Texas A&M Veterinary Hospital

[s23] - https://www.westvets.com.au/wp-content/uploads/2017/06/respiratory-conditions.pdf
Autor: Sarah Van Dyck
por: WestVETS Animal Hospital & Reproduction Centre
Título: Respiratory Conditions Part One
Data de lançamento: March 2016
Site: Horses and People Magazine

[s24] - https://en.audevard.com/blog/the-horse-s-respiratory-system
Título: The horse's respiratory system
por: Audevard Laboratories
Site: Audevard

[s25] - https://extension.umd.edu/resource/teaching-basic-equine-nutrition-part-ii-equine-digestive-anatomy-and-physiology
Autor: Amy Burk
Título: Teaching Basic Equine Nutrition Part II: Equine Digestive Anatomy and Physiology
por: University of Maryland Extension
Data de lançamento: September 7, 2021
Site: University of Maryland Extension

[s26] - https://www.ivis.org/sites/default/files/library/aaep/2001/91010100053.pdf
Autor: James N. Moore, DVM, PhD; Thel Melton, BA; William C. Carter, MS, CMI; Allison L. Wright, MS, CMI; Malcolm L. Smith, PhD
Título: A New Look at Equine Gastrointestinal Anatomy, Function, and Selected Intestinal Displacements
Data de lançamento: 2001
Site: IVIS
Editora: AAEP

[s27] - https://extension.umaine.edu/publications/1005e/
Título: Bulletin #1005, Equine Facts: Basic Horse Nutrition
por: University of Maine
Site: University of Maine Cooperative Extension

[s28] - https://pubmed.ncbi.nlm.nih.gov/8800413/
Autor: J E Reynolds 3rd, S A Rommel
Título: Structure and function of the gastrointestinal tract of the Florida manatee, Trichechus manatus latirostris
por: Eckerd College
Data de lançamento: 1996-07
Site: PubMed
Editora: Anatomical Record

[s29] - https://animalmicrobiome.biomedcentral.com/articles/10.1186/s42523-022-00224-6
Autor: Georgia Wunderlich, Michelle Bull, Tom Ross, Michael Rose, Belinda Chapman
Título: Understanding the microbial fibre degrading communities & processes in the equine gut
por: BMC (BioMed Central)
Data de lançamento: 2023-01-12
Site: Animal Microbiome
Editora: BMC (BioMed Central)

[s30] - https://bmcmicrobiol.biomedcentral.com/articles/10.1186/s12866-023-03001-w
Autor: Yiping Zhao, Xiujuan Ren, Haiqing Wu, He Hu, Chao Cheng, Ming Du, Yao Huang, Xiaoqing Zhao, Liwei Wang, Liuxi Yi, Jinshan Tao, Yajing Li, Yanan Lin, Shaofeng Su, Manglai Dugarjaviin **Título:** Diversity and functional prediction of fungal communities in different segments of mongolian horse gastrointestinal tracts
por: BMC **Data de lançamento:** 2023-09-09
Site: BMC Microbiology **Editora:** BMC

[s31] - https://vet.ucalgary.ca/community/learning-animal-health/anatomy/equine
Título: Equine Anatomy **por:** University of Calgary
Site: University of Calgary Veterinary Medicine

[s32] - https://pubmed.ncbi.nlm.nih.gov/3877552/
Autor: D L Evans **Título:** Cardiovascular adaptations to exercise and training
Data de lançamento: 1985-12 **Site:** PubMed
Editora: Vet Clin North Am Equine Pract

[s33] - https://pubmed.ncbi.nlm.nih.gov/15134294/
Autor: Claus D Buergelt **Título:** Equine cardiovascular pathology: an overview
por: University of Florida **Data de lançamento:** 2003-12
Site: PubMed **Editora:** Animal Health Research Reviews

[s34] - https://www.mdpi.com/2227-7390/9/20/2580
Título: Computer Simulations of Dynamic Response of Ferrofluids on an Alternating Magnetic Field with High Amplitude **por:** MDPI
Site: MDPI **Editora:** MDPI

[s35] - https://www.vetspecialists.com/specialties/cardiology
Título: Cardiology **por:** VetSpecialists
Site: VetSpecialists

[s36] - https://pubmed.ncbi.nlm.nih.gov/15134294/
Autor: Claus D Buergelt **Título:** Equine cardiovascular pathology: an overview
Data de lançamento: 2003-12 **Site:** PubMed
Editora: Anim Health Res Rev

[s37] - https://doi.org/10.1186/s12987-020-00230-3
Autor: Hossam Kadry, Behnam Noorani, Luca Cucullo **Título:** A blood–brain barrier overview on structure, function, impairment, and biomarkers of integrity
Data de lançamento: 2020-11-18 **Site:** Fluids and Barriers of the CNS
Editora: BMC

[s38] - https://vanat.ahc.umn.edu/
Autor: T.F. Fletcher **Título:** Carnivore Anatomy Courseware
por: University of Minnesota College of Veterinary Medicine **Data de lançamento:** January 2021
Site: Minnesota Veterinary Anatomy Courseware Web Site

[s39] - https://vetmed.tennessee.edu/vmc/equinehospital/equineacupuncture/
Título: Acupuncture and Chiropractic **por:** University of Tennessee Institute of Agriculture
Site: University of Tennessee College of Veterinary Medicine

[s40] - https://equine.ca.uky.edu/news-story/understanding-differences-between-ems-and-ppid
Título: Understanding the Differences between EMS and PPID **por:** University of Kentucky
Data de lançamento: June, 2013 **Site:** University of Kentucky Ag Equine Programs

[s41] - https://cvm.msu.edu/vdl/client-education/guides-for-pet-owners/equine-endocrinology-pituitary-pars-intermedia-dysfunction-ppid
Título: Equine Endocrinology: Pituitary Pars Intermedia Dysfunction (PPID) **por:** Michigan State University College of Veterinary Medicine
Site: Veterinary Diagnostic Laboratory

[s42] - https://actavetscand.biomedcentral.com/articles/10.1186/s13028-019-0480-2
Autor: Caterina Squillacioti, Alessandra Pelagalli, Giovanna Liguori, Nicola Mirabella **Título:** Urocortins in the mammalian endocrine system
por: BMC **Data de lançamento:** 2019-10-04
Site: Acta Veterinaria Scandinavica **Editora:** BMC

[s43] - https://avmajournals.avma.org/downloadpdf/view/journals/javma/261/2/javma.22.11.0485.pdf
Autor: Jane M. Manfredi, DVM, PhD; Sarah Jacob, DVM, PhD; Elaine Norton, DVM, PhD **Título:** Endocrine Disorders: a One-Health Issue
por: Michigan State University; University of Arizona **Data de lançamento:** February 2023
Site: avmajournals.avma.org **Editora:** American Veterinary Medical Association

[s44] - https://catalog.uconn.edu/undergraduate/courses/ansc/
Título: Undergraduate Catalog **por:** University of Connecticut
Data de lançamento: 2024-2025 **Site:** University of Connecticut Catalog

[s45] - https://nutritionandmetabolism.biomedcentral.com/articles/10.1186/1743-7075-11-10
Autor: Shuai Zhang, Matthew W Hulver, Ryan P McMillan, Mark A Cline, Elizabeth R Gilbert **Título:** The pivotal role of pyruvate dehydrogenase kinases in metabolic flexibility
Data de lançamento: 12 February 2014 **Site:** Nutrition & Metabolism
Editora: BMC

[s46] - https://pubmed.ncbi.nlm.nih.gov/35968025/
Autor: Xiaohui Wen, Shengjun Luo, Dianhong Lv, Chunling Jia, Xiurong Zhou, Qi Zhai, Li Xi, Caijuan Yang **Título:** Variations in the fecal microbiota and their functions of Thoroughbred, Mongolian, and Hybrid horses
por: Guangdong Academy of Agricultural Sciences **Data de lançamento:** 2022-07-28
Site: PubMed **Editora:** Frontiers in Veterinary Science

[s47] - https://pubmed.ncbi.nlm.nih.gov/35705806/
Autor: Veronica L Li, Yang He, Kévin Contrepois, Hailan Liu, Joon T Kim, Amanda L Wiggenhorn, Julia T Tanzo, Alan Sheng-Hwa Tung, Xuchao Lyu, Peter-James H Zushin, Robert S Jansen, Basil Michael, Kang Yong Loh, Andrew C Yang, Christian S Carl, Christian T Voldstedlund, Wei Wei, Stephanie M Terrell, Benjamin C Moeller, Rick M Arthur, Gareth A Wallis, Koen van de Wetering, Andreas Stahl, Bente Kiens, Erik A Richter, Steven M Banik, Michael P Snyder, Yong Xu, Jonathan Z Long
Título: An exercise-inducible metabolite that suppresses feeding and obesity
por: Stanford University, Baylor College of Medicine, University of California Berkeley, Netherlands Cancer Institute, Radboud University, University of California San Francisco, University of Copenhagen, University of California at Davis, University of Birmingham, Thomas Jefferson University
Data de lançamento: 2022-06-15
Site: Nature
Editora: Springer Nature Limited

[s48] - https://bulletin.auburn.edu/coursesofinstruction/ansc/
Título: Auburn Bulletin 2024-2025
Data de lançamento: 2024-2025
por: Auburn University
Site: Auburn University

[s49] - https://catalog.tamu.edu/graduate/course-descriptions/ansc/ansc.pdf
Título: ANSC - Animal Science
Site: Texas A&M University
por: Texas A&M University

[s50] - https://apps.ualberta.ca/catalogue/course/an_sc
Título: Animal Science Course Catalogue
Site: ualberta.ca
por: University of Alberta

[s51] - https://link.springer.com/article/10.1007/s12649-018-0351-5
Autor: Izabela Michalak, Katarzyna Godlewska, Krzysztof Marycz
Título: Biomass Enriched with Minerals via Biosorption Process as a Potential Ingredient of Horse Feed
Data de lançamento: 26 May 2018
Site: SpringerLink
Editora: Springer

[s52] - https://www.equine74.com/blog/calcium-overdose-in-horses
Título: Calcium Overdose in Horses
Site: Equine74
por: Equine74

[s53] - https://madbarn.ca/feeds/mega-cell-mvp-pelleted-multi-vitamin-and-mineral-med-vet/
Título: Mega-Cell MVP – Pelleted Multi Vitamin and Mineral (Med-Vet)
Site: Mad Barn
por: Mad Barn

[s54] - https://madbarn.ca/feeds/phosphate-rock-soft/
Título: Phosphate – Rock Soft
Site: Mad Barn
por: Mad Barn

[s55] - https://www.agrobs.de/en/gipfelstuermer-mineral-p5106/
Título: Gipfelstürmer Mineral
Site: agrobs.de
por: AGROBS GmbH

[s56] - https://ceh.vetmed.ucdavis.edu/sites/g/files/dgvnsk4536/files/inline-files/Horse_Report_Fall_2018_web.pdf
Autor: Carrie J. Finno, DVM, Ph.D.
por: University of California, Davis
Site: Center for Equine Health
Título: Horse Report
Data de lançamento: Fall 2018
Editora: University of California, Davis, School of Veterinary Medicine

[s57] - https://botupharma.com/download/mioprox02.pdf
Autor: C.J. Finno and S.J. Valberg
Data de lançamento: 2012
Editora: American College of Veterinary Internal Medicine
Título: A Comparative Review of Vitamin E and Associated Equine Disorders
Site: botupharma.com

[s58] - https://feedxl.com/vitamin-k-for-horses/
Autor: FeedXL Equine Nutrition Team
por: FeedXL
Site: FeedXL
Título: Vitamin K for Horses
Data de lançamento: August 25, 2022

[s59] - https://www.grandmeadows.com/the-science/vitamins-minerals/
Título: Vitamins & Minerals for Horses
Site: Grand Meadows
por: Grand Meadows, Inc.

[s60] - https://pubmed.ncbi.nlm.nih.gov/34331715/
Autor: Erin N Hales, Hadi Habib, Gianna Favro, Scott Katzman, R Russell Sakai, Sabin Marquardt, Matthew H Bordbari, Brittni Ming-Whitfield, Janel Peterson, Anna R Dahlgren, Victor Rivas, Carolina Alanis Ramirez, Sichong Peng, Callum G Donnelly, Bobbi-Sue Dizmang, Angelica Kallenberg, Robert Grahn, Andrew D Miller, Kevin Woolard, Benjamin Moeller, Birgit Puschner, Carrie J Finno
por: University of California-Davis
Site: PubMed
Título: Increased α-tocopherol metabolism in horses with equine neuroaxonal dystrophy
Data de lançamento: 2021-09
Editora: Wiley Periodicals LLC on behalf of American College of Veterinary Internal Medicine

[s61] - https://pubmed.ncbi.nlm.nih.gov/16426221/
Autor: Thomas J Divers, John E Cummings, Alexander de Lahunta, Harold F Hintz, Hussni O Mohammed
Data de lançamento: 2006-01
Editora: American Journal of Veterinary Research
Título: Evaluation of the risk of motor neuron disease in horses fed a diet low in vitamin E and high in copper and iron
Site: PubMed

[s62] - https://www.distanceriding.org/wp-content/uploads/2017/09/Challenges-of-Endurance-Exercise-Hydration-and-Electrolyte-Depletion.pdf
Autor: HAROLD C. SCHOTT II
por: Michigan State University
Título: Challenges of Endurance Exercise: Hydration and Electrolyte Depletion
Site: Distance Riding

[s63] - https://www.mdpi.com/2306-7381/9/11/626
Título: Evaluation of Resting Serum Bile Acid por: MDPI
Concentrations in Dogs with Sepsis
Site: MDPI

[s64] - https://training.arioneo.com/en/blog-thermoregulation-in-horses-how-does-he-regulate-his-body-heat/
Título: Thermoregulation in horses: how do they regulate por: Arioneo
their body heat?
Data de 2022-11-25 Site: Arioneo Training
lançamento:

[s65] - https://animalsciences.rutgers.edu/faculty/mckeever/KennethMcKeever_Publications.pdf
Autor: Kenneth H. McKeever, Ph.D., FACSM Título: PUBLICATIONS
Site: Rutgers University Editora: Elsevier

[s66] - https://hyperdrug.co.uk/horse/supplements/respiratory-supplements-for-horses/
Título: Respiratory Supplements for Horses por: Hyperdrug
Site: hyperdrug.co.uk

[s67] - https://mrmjournal.biomedcentral.com/articles/10.1186/s40248-015-0010-7
Autor: Charlotte Sandersen, Dorothee Bienzle, Simona Título: Effect of inhaled hydrosoluble curcumin on
Cerri, Thierry Franck, Sandrine Derochette, inflammatory markers in broncho-alveolar lavage
Philippe Neven, Ange Mouytis-Mickalad, Didier fluid of horses with LPS-induced lung
Serteyn neutrophilia
Data de 15 April 2015 Site: Multidisciplinary Respiratory Medicine
lançamento:
Editora: BMC

[s68] - https://real.mtak.hu/165540/1/Bartos_GALLEY.pdf
Autor: Ádám Bartos, Nikoletta Such, Fruzsina Vanda Título: The effect of a fermented herbal feed supplement
Gál on the digestion of horses
por: Hungarian University of Agriculture and Life Data de 2023
Science lançamento:
Site: Ecocycles Editora: European Ecocycles Society

[s69] - https://dengie.com/horse-feeds/healthy-range/healthy-tummy/
Título: Healthy Tummy por: Dengie
Site: Dengie

[s70] - https://www.equinevitality.co.uk/
Título: Natural health supplements for horses and ponies por: Equine Vitality
Site: Equine Vitality

[s71] - http://bmrat.org/index.php/BMRAT/article/view/685
Autor: Niti Yashvardhini, Samiksha Samiksha, Deepak Título: Pharmacological intervention of various Indian
Kumar Jha medicinal plants in combating COVID-19
infection
Data de Jul 31, 2021 Site: Biomedical Research and Therapy
lançamento:

[s72] - https://bmcvetres.biomedcentral.com/articles/10.1186/s12917-016-0714-8
Autor: Hannah Ayrle, Meike Mevissen, Martin Kaske, Título: Medicinal plants – prophylactic and therapeutic
Heiko Nathues, Niels Gruetzner, Matthias Melzig, options for gastrointestinal and respiratory
Michael Walkenhorst diseases in calves and piglets? A systematic
review
por: BMC Veterinary Research Data de 2016-06-06
lançamento:
Site: BMC Veterinary Research Editora: BioMed Central

[s73] - http://nanobioletters.com/wp-content/uploads/2022/10/LIANBS124.134.pdf
Autor: Shobhit Prakash Srivastava, Saurav Yadav, Título: Herbal Immunomodulators: A Powerful
Ratnesh Chaubey, Smriti Ojha, Ayush Chandra Preventive Weapon for COVID-19
Mishra, Shalini Yadav, Sudhanshu Mishra
por: Dr. M. C. Saxena College of Pharmacy, Lucknow, Data de 25.09.2022
Uttar Pradesh, India; Department of lançamento:
Pharmaceutical Science & Technology Madan
Mohan Malaviya University of Technology,
Gorakhpur, Uttar Pradesh, India
Site: nanobioletters.com

[s74] - https://www.happyathillhorsery.com/horse_wound_care_ISP_Relief.html
Título: Horse Wound Care and First Aid por: Happyat Hill Horsery
Site: happyathillhorsery.com

[s75] - https://www.cfsph.iastate.edu/thelivestockproject/using-herbs-and-essential-oils-with-dr-karlene-stange-dvm/
Autor: Dr. Karlene Stange, DVM Título: Using herbs and essential oils with Dr. Karlene
Stange DVM
por: The Livestock Project Data de February 17, 2023
lançamento:
Site: Iowa State University

[s76] - https://www.sciencedaily.com/releases/2024/05/240502113715.htm
Autor: Isabelle B. Laumer, Caroline Schuppli Título: Wild orangutan treats wound with pain-relieving
plant
por: Max-Planck-Gesellschaft Data de 2024-05-02
lançamento:
Site: ScienceDaily Editora: Max-Planck-Gesellschaft

[s77] - https://www.ukvetequine.com/content/clinical/physiotherapy-for-neck-pain-in-the-horse/
Título: Physiotherapy for Neck Pain in the Horse por: UK Vet Equine
Site: UK Vet Equine

[s78] - https://www.vetmed.auburn.edu/wp-content/uploads/2018/09/Overview-Of-Rehabilitation-Principles-.pdf
Autor: Steve Adair MS, DVM, DACVS, DACVSMR Título: Equine Rehabilitation
por: University of Tennessee Veterinary Medical Site: Auburn University College of Veterinary
Center Medicine

[s79] - https://equinemanualtherapist.com/
por: Equine Manual Therapist Site: Equine Manual Therapist

[s80] - https://www.drbarbaraparks.com/career-certification-programs
Título: Career Certification Programs por: Dr. Barbara Parks
Site: drbarbaraparks.com

[s81] - https://physioequinesolutions.com/2019/05/20/equine-rehabilitation/
Autor: Dr. Emily Shields, PT, CCS, CERP Título: Equine Rehabilitation
por: Physio Equine Solutions Data de May 20, 2019
lançamento:
Site: Physio Equine Solutions

[s82] - https://www.resilientequine.com/blog/neurosomatic-therapy
Autor: Jessica Parker
por: Resilient Equine
Site: resilientequine.com
Título: NeuroSomatic Therapy
Data de lançamento: Jul 10

[s83] - https://vetmed.tennessee.edu/vmc/equinehospital/equineperformancerehab/
Título: Equine Performance & Rehabilitation
Site: University of Tennessee Veterinary Medical Center
por: University of Tennessee

[s84] - http://www.hendersonequineclinic.com/veterinary-kinesiotaping
Autor: Dr. Bonny Henderson, Dr. Lauren Powell, Dr. Emily Tuttle
por: Henderson Equine Clinic
Título: Veterinary Kinesiotaping
Site: Henderson Equine Clinic

[s85] - https://www.jessicalimpkin.co.uk/jessica-limpkin-equine-massage-blog/kinesiology-taping-for-equine-therapists-with-jo-rose
Autor: Jessica Limpkin
por: Rose Therapy
Site: Jessica Limpkin Equine Massage Therapy
Título: Kinesiology Taping for Equine Therapists with Jo Rose
Data de lançamento: November 19, 2021

[s86] - https://www.ncsuvetce.com/product/equine-kinesiology-taping-course-ii-hands-on-lab-december-7th-2024-lake-worth-fl/
Título: Equine Kinesiology Taping Course II – (HANDS-ON LAB)
Data de lançamento: December 7, 2024
por: North Carolina State University
Site: NCSU VetCE

[s87] - https://www.thysol.com.au/kinesiology-taping-courses/equine/
Título: Equine Kinesiology Taping Course
Site: thysol.com.au
por: THYSOL

[s88] - https://www.animantia.it/welfare-rehabilitation/equine-therapies/
Título: Equine Therapies
Data de lançamento: 2021-12-29
por: Animantia
Site: animantia.it

[s89] - https://www.vetmed.auburn.edu/wp-content/uploads/2018/09/Overview-Of-Rehabilitation-Principles-.pdf
Autor: Steve Adair MS, DVM, DACVS, DACVSMR
por: University of Tennessee Veterinary Medical Center
Título: Equine Rehabilitation
Site: Auburn University College of Veterinary Medicine

[s90] - https://www.theplaidhorse.com/2024/01/30/baby-steps-early-therapy-on-young-horses-will-pay-dividends-later/
Autor: Laura Stephenson
por: The Plaid Horse
Site: The Plaid Horse
Título: Baby Steps: Early Therapy On Young Horses Will Pay Dividends Later
Data de lançamento: 2024-01-30

[s91] - https://www.horsebarnsupplies.com/equine-rehabilitation
Título: 7 Physical Therapy Techniques Used to Reduce Chronic Pain in Horses
Site: Horse Barn Supplies
por: J&E Grill Manufacturing

[s92] - https://www.weitzequine.com/equine-acupuncture
Autor: Dr. Melissa
por: Weitz Equine Veterinary Services
Título: Equine Acupuncture
Site: Weitz Equine

[s93] - https://www.midatlanticequine.com/integrative-medicine.html
Autor: Dr. Sullivan
por: Mid-Atlantic Equine Medical Center
Título: Integrative Medicine
Site: Mid-Atlantic Equine Medical Center

[s94] - https://vetmed.tennessee.edu/vmc/equinehospital/equineacupuncture/
Título: Acupuncture and Chiropractic
Site: University of Tennessee College of Veterinary Medicine
por: University of Tennessee Institute of Agriculture

[s95] - https://www.research.va.gov/currents/0317-2.cfm
Autor: Mitch Mirkin
por: U.S. Department of Veterans Affairs
Site: VA Research Currents
Título: Study: Electroacupuncture eases pain through stem-cell release
Data de lançamento: March 16, 2017

[s96] - https://pubmed.ncbi.nlm.nih.gov/18550160/
Autor: W A Schofield
por: Hagyard Equine Medical Institute
Site: PubMed
Título: Use of acupuncture in equine reproduction
Data de lançamento: 2008-06-11
Editora: Theriogenology

[s97] - https://pubmed.ncbi.nlm.nih.gov/15460072/
Autor: D V Wilson, C E Berney, D L Peroni, D R Mullineaux, N E Robinson
por: Michigan State University
Site: PubMed
Título: The effects of a single acupuncture treatment in horses with severe recurrent airway obstruction
Data de lançamento: 2004-09
Editora: Equine Veterinary Journal

[s98] - https://bevas.eu/
Autor: Dr. Emiel Van den Bosch
por: BEVAS (Belgian Veterinary Acupuncture Society)
Título: Veterinary Acupuncture Training and Certification
Site: bevas.eu

[s99] - https://veterinarypage.vetmed.ufl.edu/2018/10/15/new-uf-equine-acupuncture-center-opens-in-marion-county/
Autor: Dr. Huisheng Xie
por: University of Florida
Site: veterinarypage.vetmed.ufl.edu
Título: New UF Equine Acupuncture Center opens in Marion County
Data de lançamento: September 4, 2018
Editora: University of Florida College of Veterinary Medicine

[s100] - https://www.equineosteopathy.org/
Título: Uniting the Profession of Equine Osteopathy
Site: Equine Osteopathy
por: Worldwide Alliance of Equine Osteopaths (WAEO)

[s101] - https://actavet.vfu.cz/media/pdf/actavet_2022091040347.pdf
Autor: Giedrė Vokietytė - Vilėniškė, Simona Nagreckienė, Iveta Duliebaitė, Vytuolis Žilaitis
por: Lithuanian University of Health Sciences
Site: actavet.vfu.cz
Título: Effectiveness of cranial osteopathy therapy on nociception in equine back as evaluated by pressure algometry
Data de lançamento: 2022-10-10
Editora: ACTA VET. BRNO

[s102] - https://carolynmcgregorosteopath.com/carolyn-mcgregor-osteopathy-homoeopathy-healing/equine-and-animal-osteopathy-and-healing/
Autor: Carolyn McGregor   Título: Equine and Animal Osteopathy with Healing
Site: carolynmcgregorosteopath.com

[s103] - https://international-animalhealth.com/wp-content/uploads/2017/12/Homeopathy-in-animals.pdf
Autor: Peter Lees, Danny Chambers, Ludovic Pelligand, Pierre-Louis Toutain, Martin Whitehead   Título: Homeopathy in Animals: Yesterday and Today … But Tomorrow?
por: International Animal Health Journal   Site: International Animal Health

[s104] - https://pubmed.ncbi.nlm.nih.gov/11212087/
Autor: M Elliott   Título: Cushing's disease: a new approach to therapy in equine and canine patients
por: Kingley Veterinary Centre   Data de lançamento: 2001-01
Site: PubMed   Editora: Br Homeopath J

[s105] - https://vetdergikafkas.org/uploads/pdf/pdf_KVFD_L_1974.pdf
Autor: Çağla PARKAN YARAMIŞ, Marie-Noëlle ISSAUTIER, Sinem ULGEN SAKA, Berjan DEMIRTAŞ, Dilek OLGUN ERDIKMEN, Mehmet Erman OR   Título: Homeopathic Treatments in 17 Horses with Stereotypic Behaviours
por: Istanbul University   Data de lançamento: 27.04.2016
Site: Kafkas University Veterinary Faculty Journal

[s106] - https://cam4animals.co.uk/veterinary-homeopathic-research/
Autor: Dr. Petra Weiermayer   Título: Veterinary homeopathic research
por: CAM4Animals   Data de lançamento: 2019-04-18
Site: CAM4Animals

[s107] - https://iavh.org/en/for-veterinarians/research/
Autor: Dr. Petra Weiermayer   Título: Research in Veterinary Homeopathy
por: IAVH (International Association for Veterinary Homeopathy)   Site: IAVH

[s108] - https://www.nycavma.org/modalities.html
Título: Modalities   por: New York Complementary & Alternative Veterinary Medical Association
Site: NYCAVMA

[s109] - https://lakewoodanimalhospital.ca/wp-content/uploads/sites/106/2014/12/Bach-Flower-Remedies.pdf
Título: Bach Flower Remedies: Applications in Animals   por: Lakewood Animal Hospital
Site: lakewoodanimalhospital.ca

[s110] - http://www.hampshireholisticvet.co.uk/
Autor: Dr. Dean Hawkins   Título: Holistic Veterinary Medicine
por: Hampshire Veterinary Hospital   Site: Hampshire Holistic Vet

[s111] - https://equinenaturalhealth.co.uk/rescue-remedy-for-horses/
Título: Rescue Remedy For Horses   por: Equine Natural Health
Data de lançamento: September 21, 2018   Site: The Guide to Equine Natural Health

[s112] - https://www.bachfloweradvice.co.uk/bach-flowers-and-animals/bach-flower-for-horses
Autor: Tom Vermeersch   Título: Bach Flower for Horses
por: Bach Flower Advice   Site: Bach Flower Advice

[s113] - https://www.creaturecomforters.org/flower-power.html
Autor: Jane Stevenson   Título: Flower Power! The natural way to ease stress
por: Creature Comforters   Data de lançamento: June 2006
Site: Creature Comforters

[s114] - https://www.blackdiamondvet.com/blog/evacuating-wildfires-with-horses
Autor: Caelli Edmonds   Título: Evacuating Wildfires with Horses
por: Black Diamond Veterinary   Data de lançamento: July 9, 2024
Site: blackdiamondvet.com

[s115] - https://www.aspcapro.org/resource/how-make-pet-first-aid-kit
Título: How to Make a Pet First Aid Kit   por: American Society for the Prevention of Cruelty to Animals (ASPCA)
Site: ASPCApro

[s116] - https://ddvh.com.au/management-of-equine-wounds-part-2-more-serious-wound-repair/
Autor: Darling Downs Vets   Título: Management of equine wounds Part 2 – more serious wound repair
Data de lançamento: 2017-11-23   Site: Darling Downs Vets

[s117] - https://equineinstitute.org/new-blog/horse-first-aid-essentials
Autor: April Johnston   Título: Horse First Aid Essentials: Be Prepared for Equine Emergencies on and off the Trail
por: The Equine Institute   Data de lançamento: December 08, 2023
Site: equineinstitute.org

[s118] - https://equestrian.ca/wp-content/uploads/cdn/storage/resources_v2/Equine%20Care%20Program%20-%20Facility%20Manual%20EN%202022-08-11.pdf
Autor: Equestrian Canada   Título: Equine Care Program - Facility Manual
Data de lançamento: 2022-08-11   Site: equestrian.ca

[s119] - https://vetmedbiosci.colostate.edu/vth/services/equine-field-service/equine-recommended-deworming-schedule/
Título: Equine Recommended Deworming Schedule   por: Colorado State University
Site: Colorado State University Veterinary Teaching Hospital

[s120] - https://ceh.vetmed.ucdavis.edu/sites/g/files/dgvnsk4536/files/local_resources/pdfs/pubs-July2013HR-sec.pdf
Autor: Dr. Claudia Sonder   Título: Transporting Horses by Road and Air: Recommendations for Reducing the Stress
por: Center for Equine Health   Data de lançamento: July 2013
Site: University of California, Davis

[s121] - https://www.fda.gov/animal-veterinary/animal-drug-compounding/qa-gfi-256-compounding-animal-drugs-bulk-drug-substances
Autor: U.S. Food and Drug Administration   Título: Q&A: GFI #256 - Compounding Animal Drugs from Bulk Drug Substances
Data de lançamento: August 27, 2024   Site: FDA

[s122] - https://aurorapharmaceutical.com/wp-content/uploads/2021/08/Essentials-V4-Iss-2-September-2021.pdf
Autor: Valerie Coerver, DVM — **Título:** Essentials Volume 4 Issue 2
por: Aurora Pharmaceutical, Inc. — **Data de lançamento:** September 2021
Site: Aurora Pharmaceutical

[s123] - https://www.cfsph.iastate.edu/Disinfection/Assets/Disinfection101.pdf
Título: Disinfection 101 — **por:** CFSPH
Data de lançamento: 2023 — **Site:** CFSPH

[s124] - https://pubmed.ncbi.nlm.nih.gov/7579639/
Autor: R M Dwyer — **Título:** Disinfecting equine facilities
Data de lançamento: 1995-06 — **Site:** PubMed
Editora: Rev Sci Tech

[s125] - https://equine.ca.uky.edu/news-story/lots-elbow-grease-disinfection-project-0
Título: Lots of Elbow Grease for Disinfection Project — **por:** University of Kentucky
Data de lançamento: October, 2013 — **Site:** Ag Equine Programs

[s126] - https://www.cdfa.ca.gov/ahfss/animal_health/pdfs/I.pdf
Título: Biosecurity- Keeping your Horse Healthy at Equine Events — **por:** California Department of Food and Agriculture
Site: California Department of Food and Agriculture

[s127] - https://www.equineguelph.ca/pdf/facts/bio_security_info_FINAL.pdf
Autor: Alicia Skelding — **Título:** Biosecurity for Horse Owners
por: Equine Guelph — **Site:** Equine Guelph
Editora: University of Guelph

[s128] - https://www.vet.upenn.edu/about/news-room/bellwether/new-bolton-post/new-bolton-post-summer-2014/penn-vet-experts-advise-community-on-equine-herpes-virus
Autor: Louisa Shepard — **Título:** Penn Vet Experts Advise Community on Equine Herpesvirus
por: University of Pennsylvania School of Veterinary Medicine — **Data de lançamento:** Jul 21, 2014
Site: University of Pennsylvania School of Veterinary Medicine

[s129] - https://www.ed.ac.uk/sites/default/files/imports/fileManager/dvepfactsheet-woundcare.pdf
Título: Dick Vet Equine Practice Fact Sheet: Wound Care — **por:** Dick Vet Equine Practice
Site: www.dickvetequine.com

[s130] - https://www.vetvoice.com.au/ec/horses/wound-care/
Título: Equine Wound Care — **por:** Australian Veterinary Association
Site: Vet Voice

[s131] - https://blackdownequineclinic.com/wp-content/uploads/2017/12/Wounds_Fact_Sheet.pdf
Título: Wound Care Fact Sheet — **por:** Blackdown Equine Clinic
Site: Blackdown Equine Clinic

[s132] - https://ddvh.com.au/management-of-equine-wounds-part-1-what-horse-owners-need-to-know/
Autor: Darling Downs Vets — **Título:** Management of equine wounds Part 1 – what horse owners need to know
Data de lançamento: 2017-10-26 — **Site:** Darling Downs Vets
Editora: Horse Deals Magazine

[s133] - https://vetmed.tamu.edu/news/pet-talk/topical-wound-care-for-horses/
Autor: Dr. Glennon Mays — **Título:** Topical Wound Care for Horses
por: Texas A&M University — **Data de lançamento:** June 2, 2011
Site: Texas A&M College of Veterinary Medicine & Biomedical Sciences

[s134] - https://alpineequine.net/blog/244653-novembers-focus-is-wound-healing-wound-management-in-the-horse-part-1
Título: November's focus is wound healing-Wound Management in the horse-part 1 — **por:** Alpine Equine Hospital
Data de lançamento: Nov. 27, 2020 — **Site:** Alpine Equine

[s135] - https://www.liverpool.ac.uk/equine/common-conditions/colic/what-is-colic/
Título: What is colic? — **por:** University of Liverpool
Site: University of Liverpool

[s136] - https://www.ed.ac.uk/files/imports/fileManager/dvepfactsheet-colic.pdf
Título: Colic Fact Sheet — **por:** The Dick Vet Equine Practice
Site: www.dickvetequine.com

[s137] - https://vmc.usask.ca/care/equine-health/resources/colic.php
Título: Equine Colic — **por:** Western College of Veterinary Medicine
Site: University of Saskatchewan

[s138] - https://www.ivsajournals.com/article_157954_29f9421580f17dfd41c583917646fa4a.pdf
Autor: Seyed Mehdi Ghamsari, Fereidoon Saberi Afshar, Alireza Bashiri, Peyman Azizi, Omid Azari — **Título:** Acute Equine Colic due to the Diaphragmatic Hernia: Two Cases
por: Iranian Veterinary Surgery Association — **Data de lançamento:** 24 September 2022
Site: Iranian Journal of Veterinary Surgery

[s139] - https://pubmed.ncbi.nlm.nih.gov/23428423/
Autor: V E N Copas, A E Durham, C H Stratford, B C McGorum, B Waggett, R S Pirie — **Título:** In equine grass sickness, serum amyloid A and fibrinogen are elevated, and can aid differential diagnosis from non-inflammatory causes of colic
por: Liphook Equine Hospital — **Data de lançamento:** 2013-04-13
Site: PubMed — **Editora:** Veterinary Record

[s140] - https://www.nj.gov/agriculture/animalemergency/prepare/disasteraction.shtml
Título: Disaster Action Guidelines for Horse and Livestock Owners — **por:** New Jersey Department of Agriculture
Site: NJ.gov

[s141] - https://equineinstitute.org/new-blog/horse-injury-emergency-response
Autor: April Johnston — **Título:** Essential Horse Injury Emergency Response: Recognizing Signs, When to Call Vet, and Taking Action
por: The Equine Institute — **Data de lançamento:** December 01, 2023
Site: Equine Institute

[s142] - https://www.ksvhc.org/services/equine/timely-topics/trailtalk-june2023.html
Autor: Dr. Bethany Roof
por: Kansas State University
Site: Kansas State University Veterinary Health Center
Título: Equine Emergency Preparedness: Developing an Effective Equine Emergency Plan
Data de lançamento: June 2023

[s143] - https://equineinstitute.org/new-blog/heat-stroke-in-horses
Autor: April Johnston
por: The Equine Institute
Site: Equine Institute
Título: Quick Response to Heat Stroke in Horses: Effective First Aid Measures
Data de lançamento: December 01, 2023

[s144] - https://oldwaterlooequine.com/news-info/first-aid-kits/
Título: First Aid Kits
Site: oldwaterlooequine.com
por: Old Waterloo Equine Clinic

[s145] - https://extension.colostate.edu/topic-areas/agriculture/wildfire-preparedness-for-horse-owners-1-817/
Autor: N. Striegel
por: Colorado State University Extension
Site: Colorado State University Extension
Título: Wildfire Preparedness for Horse Owners – 1.817
Data de lançamento: 3/14

[s146] - http://www.valleyequineveterinary.com/equine-services
por: Valley Equine Veterinary Service Inc
Site: valleyequineveterinary.com

[s147] - https://www.eliteequinemobiledentistry.com/services
Título: Services
Site: Elite Equine Mobile Dentistry
por: Elite Equine Mobile Dentistry, PLLC

[s148] - https://alpinehospital.com/healthy-teeth-happy-horse-2/
Autor: Louise Marron, DVM
por: Alpine Animal Hospital
Site: Alpine Animal Hospital
Título: Healthy Teeth Happy Horse
Data de lançamento: Feb 2, 2017

[s149] - https://alpineequine.net/dentistry-and-dental-surgery
Autor: Dr. Maker
por: Alpine Equine Hospital
Título: Dentistry and Dental Surgery
Site: Alpine Equine

[s150] - https://www.evergreenequinevet.com/services/dentistry
Título: Dentistry
Data de lançamento: 2024
por: Evergreen Equine Veterinary Practice
Site: Evergreen Equine Veterinary Practice

[s151] - https://www.ksvhc.org/services/equine/timely-topics/trailtalk-April19-vaccinations.html
Título: Vaccination Reminders
Data de lançamento: April 2019
por: Kansas State University
Site: Kansas State University Veterinary Health Center

[s152] - https://leginfo.legislature.ca.gov/faces/codes_displaySection.xhtml?lawCode=BPC§ionNum=4827.
Título: Business and Professions Code - BPC Section 4827
Data de lançamento: 2021-01-01
por: California Legislature
Site: leginfo.legislature.ca.gov

[s153] - https://www.depts.ttu.edu/vetschool/research/research-areas/disease-ecology-management-prevention-focus/index.php
Título: Faculty Disease Ecology, Management, and Prevention Research Focuses
Site: Texas Tech University School of Veterinary Medicine
por: Texas Tech University

[s154] - https://vetmed.tamu.edu/dvm/resources/curriculum/
Título: DVM Professional Program Curriculum
Site: Texas A&M College of Veterinary Medicine & Biomedical Sciences
por: Texas A&M University

[s155] - https://www.aspcapro.org/topics-shelter-medicine/intake-preventive-care
Título: Intake & Preventive Care
Site: aspcapro.org
por: American Society for the Prevention of Cruelty to Animals

[s156] - https://vetmed.tennessee.edu/wp-content/uploads/sites/4/UTCVM_HorseParasiteControl.pdf
Autor: Dr. Amy Lee Macintire & Dr. José R. Castro
por: University of Tennessee College of Veterinary Medicine
Site: vetmed.tennessee.edu
Título: Horse Parasite Control: Strategic Deworming
Data de lançamento: 2018-12-21
Editora: University of Tennessee College of Veterinary Medicine

[s157] - https://vet.tufts.edu/tufts-veterinary-field-service/specialties-services/equine/routine-wellness-care
Título: Routine & Wellness Care
Site: Tufts University
por: Tufts Veterinary Field Service

[s158] - https://vetmedbiosci.colostate.edu/vth/wp-content/uploads/sites/7/2021/01/recommended-equine-deworming-schedule.pdf
Título: Recommended Equine Deworming Schedule
Site: Colorado State University Veterinary Medicine and Biomedical Sciences
por: Colorado State University

[s159] - https://vetmed.tamu.edu/news/pet-talk/texas-am-parasitologist-offers-suggestions-for-horse-deworming-treatments-in-texas/
Autor: Dr. Thomas Craig
por: Texas A&M University
Site: Texas A&M Veterinary Medicine & Biomedical Sciences
Título: Texas A&M Parasitologist Offers Suggestions for Horse Deworming Treatments in Texas
Data de lançamento: July 20, 2012

[s160] - https://edis.ifas.ufl.edu/publication/VM251
Autor: Jennifer Bearden, Brittany Justesen, and Sally DeNotta
por: University of Florida
Site: UF/IFAS Extension
Título: Developing a Deworming Program for Florida Horses
Data de lançamento: 2023-02-16
Editora: UF/IFAS Veterinary Medicine—Large Animal Clinical Sciences Department

[s161] - https://www.nwequinevet.com/services/vaccines-and-deworming
Título: Vaccinations and Deworming
Site: Northwest Equine Veterinary Associates
por: Northwest Equine Veterinary Associates

[s162] - https://aaep.org/wp-content/uploads/2024/05/Internal-Parasite-Guidelines_Updated.pdf
Autor: AAEP
Data de lançamento: 2024
Título: AAEP Internal Parasite Control Guidelines
Site: aaep.org

[s163] - https://equineinstitute.org/new-blog/treating-hoof-ailments

Autor:	April Johnston	**Título:**	Expert Tips for Treating Hoof Ailments & Boosting Horse Health
por:	The Equine Institute	**Data de lançamento:**	December 01, 2023
Site:	Equine Institute		

[s164] - https://cavallofarms.com/equine-elegance-a-guide-to-happy-healthy-horse-care/

Título:	Equine Elegance: A Guide to Happy & Healthy Horse Care	**por:**	Cavallo Farms
Data de lançamento:	February 4, 2024	**Site:**	Cavallo Farms

[s165] - https://lifedatalabs.com/blog/tag/balanced-hooves/

Título:	The Importance of Maintaining a Regular Farrier Schedule	**por:**	Life Data Labs, Inc.
Data de lançamento:	March 30, 2018	**Site:**	Life Data® Blog

[s166] - https://reiterwelt.eu/blogs/our-latest-posts/why-do-horses-need-horseshoes

Título:	Why do horses need horseshoes?	**por:**	ReiterWelt
Data de lançamento:	May 10, 2024	**Site:**	ReiterWelt

[s167] - http://laneendfarm.com/farriery/

Título:	Professional Farrier Services at Lane End Farm in Somerset	**por:**	Lane End Farm
Site:	Lane End Farm		

[s168] - https://www.extension.purdue.edu/extmedia/id/id-321-w.pdf

Autor:	Kate Hepworth, Dr. Michael Neary, Dr. Simon Kenyon	**Título:**	Hoof Anatomy, Care and Management in Livestock
por:	Purdue University Cooperative Extension Service	**Data de lançamento:**	10/04
Site:	Purdue University Extension	**Editora:**	Purdue University Cooperative Extension Service

[s169] - https://www.lamenessprevention.org/site_page.cfm?pk_association_webpage_menu=6600

Título:	E.L.P.O. Education Courses	**por:**	Equine Lameness Prevention Organization
Site:	Equine Lameness Prevention Organization		

[s170] - https://www.nerdfitness.com/blog/how-to-build-your-own-workout-routine/

Autor:	Steve Kamb	**Título:**	How To Build Your Own Workout Routine: Plans, Schedules, and Exercises
por:	Nerd Fitness	**Data de lançamento:**	June 12, 2024
Site:	Nerd Fitness		

[s171] - https://research.med.psu.edu/oncology-nutrition-exercise/patient-guides/strength-training/

Título:	Introduction to Strength Training	**por:**	Penn State College of Medicine
Site:	Penn State College of Medicine		

[s172] - https://www.betterhealth.vic.gov.au/health/healthyliving/resistance-training-health-benefits

Título:	Resistance training – health benefits	**por:**	Better Health Channel
Data de lançamento:	2007-07-31	**Site:**	Better Health Channel

[s173] - https://pubmed.ncbi.nlm.nih.gov/20847704/

Autor:	Brad J Schoenfeld	**Título:**	The mechanisms of muscle hypertrophy and their application to resistance training
por:	Global Fitness Services	**Data de lançamento:**	2010-10
Site:	PubMed	**Editora:**	J Strength Cond Res

[s174] - https://pubmed.ncbi.nlm.nih.gov/15064596/

Autor:	William J Kraemer, Nicholas A Ratamess	**Título:**	Fundamentals of resistance training: progression and exercise prescription
Data de lançamento:	2004-04	**Site:**	PubMed
Editora:	Med Sci Sports Exerc		

[s175] - https://horsesport.com/magazine/health/developing-equine-athleticism-strength-fitness-plan/

Autor:	Jec Aristotle Ballou	**Título:**	Developing Equine Athleticism: A Strength & Fitness Plan
por:	Horse Sport	**Data de lançamento:**	June 10, 2024
Site:	Horse Sport		

[s176] - https://www.horsejournals.com/riding-training/english/dressage/best-cavalletti-exercises-walk-trot-and-canter

Autor:	Jec Aristotle Ballou	**Título:**	The Best Cavalletti Exercises for Walk, Trot, and Canter
por:	Canadian Horse Journal	**Data de lançamento:**	October 19, 2024
Site:	Horse Journals		

[s177] - https://www.horse-gym-2000.net/treadmill-study.html

Título:	Treadmill Study	**por:**	Horse Gym 2000 GmbH
Site:	Horse Gym 2000		

[s178] - https://christinakeim.com/2015/12/

Autor:	Christina Keim	**Título:**	Motivating the Lazy Equine Athlete
Data de lançamento:	2015-12-30	**Site:**	christinakeim.com

[s179] - https://www.distanceriding.org/condition-horse-like-pro/

Autor:	Nancy S. Loving, DVM	**Título:**	Condition Your Horse Like a Pro
por:	SEDRA (South Eastern Distance Riders Association)	**Data de lançamento:**	Apr 17, 2018
Site:	distanceriding.org		

[s180] - https://equestology.com.au/trainingscience/strengthtraining

Autor:	Equestology Sport Horse Science	**Título:**	Strength Training For The Equine Athlete
Data de lançamento:	February 4, 2018	**Site:**	Equestology

[s181] - https://www.ukvetequine.com/content/clinical/muscle-hypertrophy-and-its-relevance-to-horses/

Título:	Muscle Hypertrophy and Its Relevance to Horses	**por:**	UK Vet Equine
Site:	UK Vet Equine		

[s182] - https://www.ukvetequine.com/content/clinical/muscle-hypertrophy-and-its-relevance-to-horses/

Título:	Muscle Hypertrophy and Its Relevance to Horses	**por:**	UK Vet Equine
Site:	UK Vet Equine		

[s183] - https://jps.biomedcentral.com/articles/10.1007/s12576-017-0575-3
Autor: Hirofumi Miyata, Rika Itoh, Fumio Sato, Naoya Takebe, Tetsuro Hada, Teruaki Tozaki — Título: Effect of Myostatin SNP on muscle fiber properties in male Thoroughbred horses during training period
Data de lançamento: 20 October 2017 — Site: The Journal of Physiological Sciences
Editora: BMC

[s184] - https://rsdjournal.org/index.php/rsd/article/view/13204
Autor: Paula Gomes Rodrigues, Katia de Oliveira, Stéphanie de Souza Vitório Alves, Camila Fernada Fidêncio, Clístenes Gomes de Oliveira, Lahesgyla Nascimento Fontes, José Miradelson Oliveira Carvalho, Camilla Mendonça Silva, Anselmo Domingos Ferreira Santos — Título: Muscle and biomechanical response time in patrol horses submitted to functional training
por: Universidade Federal de Sergipe, Universidade Estadual Paulista — Site: Research, Society and Development

[s185] - https://www.agrobs.de/en/know-how-advice/topics/building-muscle-through-diet-and-training-834/
Título: Building muscle through diet and training — por: AGROBS GmbH
Site: AGROBS

[s186] - https://nouvelleresearch.com/index.php/articles/14930-building-topline-horse-importance-of-nutrition-and-gut-health
Autor: Tom Schell — Título: Building the Topline in the Horse; The Importance of Nutrition and Gut Health
por: Nouvelleresearch — Site: Nouvelleresearch

[s187] - https://www.vitafloor.com/news/tips-for-treating-soft-tissue-injuries-in-horses/
Título: Tips for Treating Soft Tissue Injuries in Horses — por: Vitafloor
Data de lançamento: 2023-08-11 — Site: Vitafloor

[s188] - https://www.mdpi.com/2076-2615/13/4/657
Título: Longitudinal Training and Workload Assessment in Young Friesian Stallions in Relation to Fitness, Part 2—An Adapted Training Program — por: MDPI
Site: MDPI — Editora: MDPI

[s189] - https://vet.purdue.edu/esmc/files/documents/EHU%20Summer%202023.pdf
Autor: Megan Bolger, DVM Class of 2023; Dr. Camilla Jamieson; Drs. Carla Olave and Emily Hess; Lindsey Takacs, DVM Class of 2023 — Título: Equine Health Update
por: Purdue University — Data de lançamento: 2023
Site: Purdue University College of Veterinary Medicine — Editora: Donald J. McCrosky Equine Sports Medicine Center

[s190] - https://www.kohnkesown.com/wp-content/uploads/2020/07/C7-Sacroiliac-Pain-Factsheet-2020.pdf
Autor: Dr John Kohnke BVSc RDA — Título: Sacroiliac Pain
por: Kohnke's Own — Data de lançamento: 2020
Site: Kohnke's Own

[s191] - https://www.nature.com/articles/s41467-022-35390-3
Autor: David E. Lee, Lauren K. McKay, Akshay Bareja, Yongwu Li, Alastair Khodabukus, Nenad Bursac, Gregory A. Taylor, Gurpreet S. Baht, James P. White — Título: Meteorin-like is an injectable peptide that can enhance regeneration in aged muscle through immune-driven fibro/adipogenic progenitor signaling
por: Nature Communications — Data de lançamento: 2022-12-09
Site: Nature — Editora: Nature Publishing Group

[s192] - https://veteriankey.com/biomechanics-of-locomotion-in-the-athletic-horse/
Autor: Eric Barrey — Título: Biomechanics of locomotion in the athletic horse
por: Veterinary Key — Site: Veterinary Key

[s193] - https://pubmed.ncbi.nlm.nih.gov/6519042/
Autor: D H Leach, K Ormrod, H M Clayton — Título: Standardised terminology for the description and analysis of equine locomotion
Data de lançamento: 1984-11 — Site: PubMed
Editora: Equine Veterinary Journal

[s194] - https://edis.ifas.ufl.edu/publication/AN332
Autor: Laura Patterson Rosa, Carissa Wickens, Samantha A. Brooks — Título: Genetic Selection for Gaits in the Horse
por: University of Florida — Site: UF/IFAS

[s195] - https://research.utwente.nl/files/299379592/Accurate_Horse_Gait.pdf
Autor: Hamed Darbandi, Filipe Serra Bragança, Berend Jan van der Zwaag, Paul Havinga — Título: Accurate Horse Gait Event Estimation Using an Inertial Sensor Mounted on Different Body Locations
por: University of Twente, Utrecht University — Data de lançamento: 2022
Site: University of Twente — Editora: IEEE

[s196] - https://www.nature.com/articles/nature11399
Autor: Lisa S. Andersson, Martin Larhammar, Fatima Memic, Hanna Wootz, Doreen Schwochow, Carl-Johan Rubin, Kalicharan Patra, Thorvaldur Arnason, Lisbeth Wellbring, Göran Hjälm, Freyja Imsland, Jessica L. Petersen, Molly E. McCue, James R. Mickelson, Gus Cothran, Nadav Ahituv, Lars Roepstorff, Sofia Mikko, Anna Vallstedt, Gabriella Lindgren, Leif Andersson, Klas Kullander — Título: Mutations in DMRT3 affect locomotion in horses and spinal circuit function in mice
por: Nature — Data de lançamento: 29 August 2012
Site: nature.com

[s197] - https://www.nature.com/articles/s41467-024-47443-w
Autor: Milad Shafiee, Guillaume Bellegarda, Auke Ijspeert — Título: Viability leads to the emergence of gait transitions in learning agile quadrupedal locomotion on challenging terrains
por: Nature Communications — Data de lançamento: 09 April 2024
Site: nature.com — Editora: Nature Publishing Group

[s198] - https://link.springer.com/article/10.1007/s10803-023-06174-5
Autor: Juan Vives-Vilarroig, Paola Ruiz-Bernardo, Andrés García-Gómez **Título:** Effects of Horseback Riding on the Postural Control of Autistic Children: A Multiple Baseline Across-subjects Design
Data de lançamento: 21 January 2024 **Site:** Springer
Editora: Journal of Autism and Developmental Disorders

[s199] - https://www.davethindmethod.com/blog/introspection-and-proprioception
Autor: Dave Thind **Título:** Can Past Falls or Other Long-Ago Experiences Silently be Hindering Your Progress?
por: Dave Thind Method **Data de lançamento:** 2023-09-29
Site: Dave Thind Method

[s200] - https://yourdressage.org/2019/10/09/the-neurologic-dressage-horse/
Autor: Heather Smith Thomas **Título:** The Neurologic Dressage Horse
por: YourDressage.org **Data de lançamento:** 2019-10-09
Site: YourDressage.org

[s201] - https://www.nature.com/articles/srep08169
Autor: Yasuhiro Fukuoka, Yasushi Habu, Takahiro Fukui **Título:** A simple rule for quadrupedal gait generation determined by leg loading feedback: a modeling study
por: Nature Publishing Group **Data de lançamento:** 2015-02-02
Site: Nature **Editora:** Scientific Reports

[s202] - https://www.horsejournals.com/riding-training/english/dressage/building-stronger-horses
Autor: Jec A. Ballou **Título:** Building Stronger Horses
por: Horse Journals **Data de lançamento:** October 4, 2020
Site: Horse Journals

[s203] - https://www.equitopiacenter.com/educators/dr-karin-liebbrandt/
Autor: Dr. Karin Leibbrandt **Título:** Horse Rehabilitation & Training
por: Equitopia Center **Site:** Equitopia Center

[s204] - https://www.performancefooting.com/blog/horse-biomechanics/
Título: Horse Biomechanics: The Key to Optimal Performance **por:** Performance Footing
Data de lançamento: Aug 19, 2020 **Site:** Performance Footing

[s205] - https://pubmed.ncbi.nlm.nih.gov/19406498/
Autor: Miroslav Janura, Christian Peham, Tereza Dvorakova, Milan Elfmark **Título:** An assessment of the pressure distribution exerted by a rider on the back of a horse during hippotherapy
por: Palacky University Olomouc **Data de lançamento:** 2009-04-29
Site: PubMed **Editora:** Hum Mov Sci

[s206] - https://jneuroengrehab.biomedcentral.com/articles/10.1186/s12984-021-00929-w
Autor: Priscilla Lightsey, Yonghee Lee, Nancy Krenek, Pilwon Hur **Título:** Physical therapy treatments incorporating equine movement: a pilot study exploring interactions between children with cerebral palsy and the horse
Data de lançamento: 2021-09-06 **Site:** Journal of NeuroEngineering and Rehabilitation
Editora: BMC

[s207] - https://training.arioneo.com/en/the-racehorses-training-monitoring/
Autor: Emmanuelle Van Erck **Título:** Racehorse's Training Monitoring
por: Arioneo **Site:** Arioneo

[s208] - https://www.alancouzens.com/blog/fitness_and_health.html
Autor: Alan Couzens, MS (Sports Science) **Título:** Fitness, Health and Performance: One but not the same. (Lessons from our horsey friends)
Data de lançamento: March 14th, 2015 **Site:** Alan Couzens

[s209] - https://www.e-jvc.org/journal/view.html?doi=10.17555/jvc.2023.40.6.464
Autor: Seung-Ho Ryu, HeeEun Song, Eliot Forbes, Byung-Sun Kim, Joon-Gyu Kim, Ki-Jeong Na **Título:** A Pilot Study on the Heart Rates of Jeju Horses during Race Trials
por: Korean Society of Veterinary Clinics **Data de lançamento:** December 31, 2023
Site: e-jvc.org

[s210] - https://hrvtraining.com/category/programming/
Autor: Andrew Flatt Ph.D. **Título:** Training Load and Nutrition Impact on HRV: 10 Week Data Analysis
por: HRVtraining **Data de lançamento:** 2013-12-06
Site: hrvtraining.com

[s211] - https://www.equinetendon.com/vitafloor-and-equine-tendon-announce-strategic-partnership-to-revolutionize-equine-rehabilitation/
Autor: Scott Rawson **Título:** Vitafloor and Equine Tendon Announce Strategic Partnership to Revolutionize Equine Rehabilitation
por: Vitafloor USA Inc. and Equine Tendon Ltd. **Data de lançamento:** August 13, 2024
Site: Equine Tendon

[s212] - https://bmcvetres.biomedcentral.com/articles/10.1186/s12917-017-0969-8
Autor: Cornelis Marinus de Bruijn, Willem Houterman, Margreet Ploeg, Bart Ducro, Berit Boshuizen, Klaartje Goethals, Elisabeth-Lidwien Verdegaal, Catherine Delesalle **Título:** Monitoring training response in young Friesian dressage horses using two different standardised exercise tests (SETs)
por: BMC Veterinary Research **Data de lançamento:** 14 February 2017
Site: BMC Veterinary Research **Editora:** BMC

[s213] - https://www.mdpi.com/2076-2615/13/4/689
Título: Putative Role of CFSH in the Eyestalk-AG-Testicular Endocrine Axis of the Swimming Crab Portunus trituberculatus **por:** MDPI
Site: MDPI **Editora:** MDPI

[s214] - https://core.ac.uk/download/pdf/82145339.pdf

Autor:	Brad H. DeWeese, Guy Hornsby, Meg Stone, Michael H. Stone	**Título:**	The training process: Planning for strength–power training in track and field. Part 2: Practical and applied aspects
por:	Elsevier B.V.	**Data de lançamento:**	17 July 2015
Site:	ScienceDirect	**Editora:**	Shanghai University of Sport

[s215] - https://feelthebyrn.blog/tag/aging-athlete/

Autor:	Gordo Byrn	**Título:**	Sunday Summary 20 November 2022
Data de lançamento:	November 20, 2022	**Site:**	Feel The Byrn

[s216] - https://en.magazine.clipmyhorse.tv/artikel/der-ultimative-leitfaden-zum-distanzreiten-alles-was-du-wissen-musst

Autor:	Sina Schulze	**Título:**	Der ultimative Leitfaden zum Distanzreiten: Alles, was du wissen musst
por:	ClipMyHorse.TV	**Site:**	ClipMyHorse.TV

[s217] - https://www.sportsperformancebulletin.com/training/endurance-training/peaking-the-art-of-planning-and-tapering

Autor:	Andrew Hamilton	**Título:**	Peaking: the art of planning and tapering
Site:	Sports Performance Bulletin		

[s218] - https://www.equineultrasound.com/educational-resources/prevention-of-tendon-and-ligament-injuries

Autor:	Dr. Carol Gillis DVM, PhD, DACVSMR	**Título:**	Prevention of Tendon and Ligament Injuries
por:	K9 Ultrasound	**Data de lançamento:**	Jan 19
Site:	equineultrasound.com		

[s219] - https://www.horsejournals.com/how/how-reduce-risk-training-related-injuries

Autor:	Jodie Santarossa, DVM, CVA, CERT	**Título:**	How to Reduce the Risk of Training Related Injuries
por:	Horse Journals	**Data de lançamento:**	October 11, 2024
Site:	Horse Journals		

[s220] - https://horsenetwork.com/2016/12/keeping-your-performance-horse-sound/

Autor:	Dr. David Ramey	**Título:**	Keeping Your Performance Horse Sound
por:	Horse Network	**Data de lançamento:**	December 10, 2016
Site:	Horse Network		

[s221] - https://vorl.vetmed.ucdavis.edu/sites/g/files/dgvnsk4731/files/inline-files/Racing_Injury_Prevention_Program_Report.pdf

Autor:	Susan M. Stover, DVM, PhD, Dipl ACVS	**Título:**	Racing Injury Prevention Program Report
por:	University of California Davis	**Data de lançamento:**	July 2011 - June 2013
Site:	University of California Davis	**Editora:**	California Horse Racing Board

[s222] - https://vet.arioneo.com/en/blog/muscular-contractures-in-sport-horses-management-and-prevention-thanks-to-technology/

Título:	Muscular contractures in athletic horses: management and prevention through technology	**por:**	ARIONEO
Data de lançamento:	May 31, 2023	**Site:**	vet.arioneo.com

Fontes de imagem

Informação sobre todas as imagens seguintes

Nenhuma das imagens foi modificada, apenas a resolução foi ajustada.
Todas as imagens mantêm sua licença original.
Apesar de uma revisão cuidadosa, a precisão e atribuição das imagens não podem ser garantidas.
Todas as imagens foram recuperadas e verificadas 2024-12-04.

Licenças utilizadas

CC BY-SA 4.0	https://creativecommons.org/licenses/by-sa/4.0
No restrictions	https://www.flickr.com/commons/usage/
CC BY-SA 2.0	https://creativecommons.org/licenses/by-sa/2.0
CC BY 4.0	https://creativecommons.org/licenses/by/4.0
CC0	http://creativecommons.org/publicdomain/zero/1.0/deed.en
CC BY-SA 3.0	http://creativecommons.org/licenses/by-sa/3.0/
FAL	http://artlibre.org/licence/lal/en
GFDL 1.2	http://www.gnu.org/licenses/old-licenses/fdl-1.2.html
CC BY-SA 1.0	https://creativecommons.org/licenses/by-sa/1.0
CC BY-SA 3.0 de	https://creativecommons.org/licenses/by-sa/3.0/de/deed.en

Créditos de imagem

[i1] - https://upload.wikimedia.org/wikipedia/commons/4/4a/Cartilage_hyaline1.jpg
Date: 2008-06-03   por: Echinaceapallida
License: CC BY-SA 4.0 (https://creativecommons.org/licenses/by-sa/4.0)

[i2] - https://upload.wikimedia.org/wikipedia/commons/1/1a/Renegade_Hoof_Boots_Classic.png
Date: 2022-06-09   por: Lwolfe63
License: CC BY-SA 4.0 (https://creativecommons.org/licenses/by-sa/4.0)

[i3] - https://upload.wikimedia.org/wikipedia/commons/e/ea/Sabot_en_babouche_01.jpg
Date: 2022-04-26   por: .Anja.
Artista: Anne Jea.   License: CC BY-SA 4.0 (https://creativecommons.org/licenses/by-sa/4.0)

[i4] - https://upload.wikimedia.org/wikipedia/commons/7/7a/Veterinary_notes_for_horse_owners_-_a_manual_of_horse_medicine_and_surgery_%281903%29_%281478f823702%29.jpg
Date: 1903   por: Fæ
Artista: Internet Archive Book Images   License: No restrictions (https://www.flickr.com/commons/usage/)

[i5] - https://upload.wikimedia.org/wikipedia/commons/f/f6/The_Horse_-_its_treatment_in_health_and_disease%2C_with_a_complete_guide_to_breeding%2C_training_and_management_%281905%29_%2814763801912%29.jpg
Date: 1905   por: Fæ
Artista: Internet Archive Book Images   License: No restrictions (https://www.flickr.com/commons/usage/)

[i6] - https://upload.wikimedia.org/wikipedia/commons/9/91/Annual_report_of_the_American_Museum_of_Natural_History_for_the_year_%281907%29_%2818433410951%29_%28cropped%29.jpg
Date: 1907   por: Kersti Nebelsiek
Artista: Internet Archive Book Images   License: No restrictions (https://www.flickr.com/commons/usage/)

[i7] - https://upload.wikimedia.org/wikipedia/commons/c/c0/Horse_nose_01.jpg
Date: 2023-07-21   por: .Anja.
Artista: Anja   License: CC BY-SA 4.0 (https://creativecommons.org/licenses/by-sa/4.0)

[i8] - https://upload.wikimedia.org/wikipedia/commons/d/d5/Normal_lung_Alveoli_%283678762542%29.jpg
Date: 2008-07-10   por: Netha Hussain
Artista: Yale Rosen   License: CC BY-SA 2.0 (https://creativecommons.org/licenses/by-sa/2.0)

[i9] - https://upload.wikimedia.org/wikipedia/commons/b/bc/E_coli_at_10000x%2C_original.jpg
Date: 2005-03 — por: Brian0918
Artista: Photo byfkfkrErbe, digital colorization by Christopher Pooley, both of USDA, ARS, EMU. — License: Public domain

[i10] - https://upload.wikimedia.org/wikipedia/commons/7/78/Purine_Nucleoside_Phosphorylase.jpg
Date: 2004-12-17 — por: Chris 73
License: Public domain

[i11] - https://upload.wikimedia.org/wikipedia/commons/d/d2/Histological_Structure_of_Large_Intestine.jpg
Date: 2022-03-15 — por: S.M.M.Musabbir Uddin
License: CC BY-SA 4.0 (https://creativecommons.org/licenses/by-sa/4.0)

[i12] - https://upload.wikimedia.org/wikipedia/commons/c/c1/Horse_retinal_neuron.jpg
Date: 2021-03-26 — por: Katshutko
License: CC BY 4.0 (https://creativecommons.org/licenses/by/4.0)

[i13] - https://upload.wikimedia.org/wikipedia/commons/7/77/Bovine_Pulmonary_Artery_Endothelial_Cells_Fluorescent_Image.jpg
Date: 2019-12-06 — por: Erin Rod
License: CC BY 4.0 (https://creativecommons.org/licenses/by/4.0)

[i14] - https://upload.wikimedia.org/wikipedia/commons/8/89/Astrocyte.jpg
Date: 13 November 2005 — por: File Upload Bot (Magnus Manske)
Artista: Lka — License: Attribution

[i15] - https://upload.wikimedia.org/wikipedia/commons/d/db/Naturalis_Biodiversity_Center_-_Gypsum_-_mineral.jpg
Date: 2014-08-06 — por: Hansmuller
Artista: Naturalis Biodiversity Center — License: CC0 (http://creativecommons.org/publicdomain/zero/1.0/deed.en)

[i16] - https://upload.wikimedia.org/wikipedia/commons/4/40/Natural_Copper_Ore_Macro_1.JPG
Date: 2007-07-24 — por: Digon3
License: CC BY-SA 3.0 (http://creativecommons.org/licenses/by-sa/3.0/)

[i17] - https://upload.wikimedia.org/wikipedia/commons/6/6a/Manganese_Ore.jpg
Date: 2015-03-20 — por: Thamizhpparithi Maari
License: CC BY-SA 4.0 (https://creativecommons.org/licenses/by-sa/4.0)

[i18] - https://upload.wikimedia.org/wikipedia/commons/3/3d/Cholecalciferol-3d.png
Date: 5/6/07 — por: Trlkly
Artista: Sbrools — License: CC BY-SA 3.0 (http://creativecommons.org/licenses/by-sa/3.0/)

[i19] - https://upload.wikimedia.org/wikipedia/commons/f/f9/Zinc_fragment_sublimed_and_1cm3_cube.jpg
Date: 2010-10-02 — por: Alchemist-hp
License: FAL (http://artlibre.org/licence/lal/en)

[i20] - https://upload.wikimedia.org/wikipedia/commons/d/d2/Cobalt_Sample.jpg
Date: 2014-11-30 — por: Tjdenholm
Artista: Tim Denholm — License: CC BY 4.0 (https://creativecommons.org/licenses/by/4.0)

[i21] - https://upload.wikimedia.org/wikipedia/commons/f/f0/Vitamin-E-from-xtal-3D-bs-17.png
Date: 2023-10-22 — por: Benjah-bmm27
Artista: Ben Mills — License: Public domain

[i22] - https://upload.wikimedia.org/wikipedia/commons/d/d9/Horse_drawn_hearse_horse_City_of_London_Cemetery_2_lighter.jpg
Date: 2020-04-23 — por: Acabashi
License: CC BY-SA 4.0 (https://creativecommons.org/licenses/by-sa/4.0)

[i23] - https://upload.wikimedia.org/wikipedia/commons/5/5b/Curcuma_longa_roots.jpg
Date: 2014-03-22 — por: Laitche
Artista: Simon A. Eugster — License: CC BY-SA 3.0 (https://creativecommons.org/licenses/by-sa/3.0)

[i24] - https://upload.wikimedia.org/wikipedia/commons/f/f3/Eucalyptus_trees_in_Agioi_Apostoli._Crete%2C_Greece.jpg
Date: 2019-09-13 — por: Ввласенко
License: CC BY-SA 3.0 (https://creativecommons.org/licenses/by-sa/3.0)

[i25] - https://upload.wikimedia.org/wikipedia/commons/e/ea/Thyme-Bundle.jpg
Date: 2011-09-28 — por: Evan-Amos
License: CC0 (http://creativecommons.org/publicdomain/zero/1.0/deed.en)

[i26] - https://upload.wikimedia.org/wikipedia/commons/2/2f/Dried_Star_Anise_Fruit_Seeds.jpg
Date: 2017-11-12 — por: Sanjay ach
Artista: Sanjay Acharya — License: CC BY-SA 4.0 (https://creativecommons.org/licenses/by-sa/4.0)

[i27] - https://upload.wikimedia.org/wikipedia/commons/c/c0/Foeniculum_July_2011-1a.jpg
Date: 2011-07-07 — por: Alvesgaspar
License: CC BY-SA 3.0 (https://creativecommons.org/licenses/by-sa/3.0)

[i28] - https://upload.wikimedia.org/wikipedia/commons/8/8c/Mentha_arvensis_-_p%C3%B5ldm%C3%BCnt_Keila.jpg
Date: 2013-07-11 — por: Iifar
Artista: Ivar Leidus — License: CC BY-SA 3.0 (https://creativecommons.org/licenses/by-sa/3.0)

[i29] - https://upload.wikimedia.org/wikipedia/commons/1/10/Salvia_pratensis_006.jpg
Date: 2012-06-16 — por: Llez
Artista: H. Zell — License: CC BY-SA 3.0 (https://creativecommons.org/licenses/by-sa/3.0)

[i30] - https://upload.wikimedia.org/wikipedia/commons/a/a7/Chamomile%40original_size.jpg
Date: 2005-05-28 — por: Fir0002
License: GFDL 1.2 (http://www.gnu.org/licenses/old-licenses/fdl-1.2.html)

[i31] - https://upload.wikimedia.org/wikipedia/commons/b/b5/Gesloten_bloem_van_de_paardenbloem_%28Taraxacum_officinale%29_09-05-2021._%28d.j.b%29_02.jpg
Date: 2021-05-09 — por: Famberhorst
Artista: Dominicus Johannes Bergsma — License: CC BY-SA 4.0 (https://creativecommons.org/licenses/by-sa/4.0)

[i32] - https://upload.wikimedia.org/wikipedia/commons/7/78/Medicago_sativa_-_harilik_lutsern_Keilas.jpg
Date: 2013-07-25 — por: Iifar
Artista: Ivar Leidus — License: CC BY-SA 3.0 (https://creativecommons.org/licenses/by-sa/3.0)

[i33] - https://upload.wikimedia.org/wikipedia/commons/b/be/00_0838_Frucht_der_Pflanze_%E2%80%9EEchtes_S%C3%BCssholz%E2%80%9C_%28Glycyrrhiza_glabra%29.jpg
Date: 2019-09-21 — por: W. Bulach
License: CC BY-SA 4.0 (https://creativecommons.org/licenses/by-sa/4.0)

[i34] - https://upload.wikimedia.org/wikipedia/commons/7/7e/Dry_Ginger_1.jpg
Date: 2018-09-06 por: Peiyushk
Artista: Piyush Kothari License: CC BY-SA 4.0
(https://creativecommons.org/licenses/by-sa/4.0)

[i35] - https://upload.wikimedia.org/wikipedia/commons/b/b7/Knoblauch_%28Allium_sativum%29-20200621-RM-085344.jpg
Date: 2020-06-21 por: Ermell
License: CC BY-SA 4.0
(https://creativecommons.org/licenses/by-sa/4.0)

[i36] - https://upload.wikimedia.org/wikipedia/commons/d/dd/Moringa_oleifera_kz01.jpg
Date: 2024-02-21 por: Kenraiz
License: CC BY-SA 4.0
(https://creativecommons.org/licenses/by-sa/4.0)

[i37] - https://upload.wikimedia.org/wikipedia/commons/6/69/Echinacea_purpurea_in_Aboul.jpg
Date: 2017-07-17 por: Tournasol7
Artista: Krzysztof Golik License: CC BY-SA 4.0
(https://creativecommons.org/licenses/by-sa/4.0)

[i38] - https://upload.wikimedia.org/wikipedia/commons/1/14/Origanum_vulgare_-_harilik_pune.jpg
Date: 30 June 2013, 21:36:21 por: Iifar
Artista: Ivar Leidus License: CC BY-SA 3.0
(https://creativecommons.org/licenses/by-sa/3.0)

[i39] - https://upload.wikimedia.org/wikipedia/commons/4/49/Plagiomnium_affine_laminazellen.jpeg
Date: created por: René Esposito
Artista: Fabelfroh License: CC BY-SA 3.0 (http://creativecommons.org/licenses/by-sa/3.0/)

[i40] - https://upload.wikimedia.org/wikipedia/commons/6/63/Calendula_officinalis_flowerbud_22122014_%281%29.jpg
Date: 2014-12-22 por: Joydeep
License: CC BY-SA 3.0
(https://creativecommons.org/licenses/by-sa/3.0)

[i41] - https://upload.wikimedia.org/wikipedia/commons/9/97/Hypericum_perforatum20110702_023.jpg
Date: 2011-07-02 por: Bff
License: CC BY-SA 4.0
(https://creativecommons.org/licenses/by-sa/4.0)

[i42] - https://upload.wikimedia.org/wikipedia/commons/3/37/Plantago_lanceolata_-_Kulna.jpg
Date: 20 June 2022, 22:02 por: Iifar
Artista: Ivar Leidus License: CC BY-SA 4.0
(https://creativecommons.org/licenses/by-sa/4.0)

[i43] - https://upload.wikimedia.org/wikipedia/commons/9/94/Myrrh.JPG
Date: 14 February 2005 por: Gaius Cornelius
License: Public domain

[i44] - https://upload.wikimedia.org/wikipedia/commons/4/4c/Dr.Umasankar_Mohanty_Demonstrating_Manual_Therapy_Techniques.jpg
Date: 2009-01-18 por: Prof.mohanty
License: CC BY-SA 4.0
(https://creativecommons.org/licenses/by-sa/4.0)

[i45] - https://upload.wikimedia.org/wikipedia/commons/2/24/KT_tape_on_the_back_of_adult_male.jpg
Date: 2021-02-27 por: Whoisjohngalt
License: CC BY-SA 4.0
(https://creativecommons.org/licenses/by-sa/4.0)

[i46] - https://upload.wikimedia.org/wikipedia/commons/7/77/Shiatsu_massage_set-up.jpg
Date: 2007-10-08 por: Flickr upload bot
Artista: Lee Haywood License: CC BY-SA 2.0
(https://creativecommons.org/licenses/by-sa/2.0)

[i47] - https://upload.wikimedia.org/wikipedia/commons/3/30/Ost%C3%A9opathie_%C3%A9quine_ESOAA.JPG
Date: 2008-09-08 por: Animatum
License: CC BY-SA 3.0
(https://creativecommons.org/licenses/by-sa/3.0)

[i48] - https://upload.wikimedia.org/wikipedia/commons/5/58/Mare_repro_palpate_%285877979030%29.jpg
Date: 2008-04-08 por: Montanabw
Artista: eXtensionHorses License: CC BY-SA 2.0
(https://creativecommons.org/licenses/by-sa/2.0)

[i49] - https://upload.wikimedia.org/wikipedia/commons/c/c3/Homeopathic_Medicine.jpg
Date: 2020-10-05 por: Dr. Moumita Sahana
License: CC BY-SA 4.0
(https://creativecommons.org/licenses/by-sa/4.0)

[i50] - https://upload.wikimedia.org/wikipedia/commons/8/8f/Grooming_Horse_by_Robert_Polhill_Bevan_-_Robert_Polhill_Bevan_-_ABDAG002290.jpg
Date: 1909 por: Watty62
Artista: class="fn value"> Robert Polhill Bevan License: Public domain

[i51] - https://upload.wikimedia.org/wikipedia/commons/f/fa/Zaniskari_Horse_in_Ladakh.jpg
Date: 2018-06-26 por: Justlettersandnumbers
Artista: Eatcha License: CC BY-SA 4.0
(https://creativecommons.org/licenses/by-sa/4.0)

[i52] - https://upload.wikimedia.org/wikipedia/commons/f/f6/Kuskokwim_Reconnaissance_expedition_members_leading_horses_across_ice_field_on_the_west_side_of_Simpson_Pass%2C_Alaska_Range_%28AL%2BCA_3763%29.jpg
Date: August por: BMacZeroBot
Artista: class="fn value"> Unknown author License: Public domain

[i53] - https://upload.wikimedia.org/wikipedia/commons/5/52/BMW_Polo_Masters_Meg%C3%A8ve_2014_-_bandages.jpg
Date: 2014-01-26 por: Ludo29
Artista: Ludovic Péron License: CC BY-SA 3.0
(https://creativecommons.org/licenses/by-sa/3.0)

[i54] - https://upload.wikimedia.org/wikipedia/commons/8/80/Self-adhering-bandage.png
Date: 2020-03-23 por: Baedr-9439
License: CC0
(http://creativecommons.org/publicdomain/zero/1.0/deed.en)

[i55] - https://upload.wikimedia.org/wikipedia/commons/f/f7/Rotavirus.jpg
Date: 2006-01-24 por: Ciszewski W~commonswiki
Artista: F.P. Williams, U.S. EPA License: Public domain

[i56] - https://upload.wikimedia.org/wikipedia/commons/b/b7/Human_fibrinogen_3GHG.png
Date: 2019-11-14 por: 5-HT2AR
License: CC0
(http://creativecommons.org/publicdomain/zero/1.0/deed.en)

[i57] - https://upload.wikimedia.org/wikipedia/commons/2/26/160504-A-PY568-001_%2826328283963%29.jpg
Date: 2016-05-10 por: Vanished Account Byeznhpyxeuztibuo
Artista: U.S. Department of Defense Current Photos License: Public domain

[i58] - https://upload.wikimedia.org/wikipedia/commons/0/03/Horse-Vaccination.jpeg
Date: 1940   **por:** Eubulides
Artista: United States. Farm Security Administration.   **License:** Public domain
Office of War Information Photograph Collection.
Photographer is Wilbur Staats.

[i59] - https://upload.wikimedia.org/wikipedia/commons/a/af/Hooves_with_special_horseshoes_02.jpg
Date: 2024-08-11   **por:** Kritzolina
License: CC BY-SA 4.0
(https://creativecommons.org/licenses/by-sa/4.0)

[i60] - https://upload.wikimedia.org/wikipedia/commons/c/c5/A_blacksmith_at_work.jpg
Date: 2009-08-24   **por:** Wizard191
Artista: Moose Jaw Times Herald   **License:** CC BY-SA 1.0
(https://creativecommons.org/licenses/by-sa/1.0)

[i61] - https://upload.wikimedia.org/wikipedia/commons/9/9b/Chestnut_horse_hoof.JPG
Date: 2014-04-29   **por:** Montanabw
License: CC BY-SA 3.0
(https://creativecommons.org/licenses/by-sa/3.0)

[i62] - https://upload.wikimedia.org/wikipedia/commons/a/ac/Man_jumping_over_a_pommel_horse._Man_waiting_in_line_behin
d_him%2C_NINO_F_Scholten_photographic_print_19_1449.tiff
Date: Between   **por:** Mr.Nostalgic
Artista: Frank Scholten   **License:** Public domain

[i63] - https://upload.wikimedia.org/wikipedia/commons/8/86/Cavaletti_Systembalken_aus_verletzungsfreiem_Kunststoff.jpg
Date: 2016-10-01   **por:** Wdwdbot
Artista: Sylvia Naundorf   **License:** CC BY-SA 3.0 de
(https://creativecommons.org/licenses/by-sa/3.0/de/deed.en)

[i64] - https://upload.wikimedia.org/wikipedia/commons/4/4e/Horse_Altai_05.jpg
Date: 2013-06-08   **por:** Alexandr frolov
License: CC BY-SA 4.0
(https://creativecommons.org/licenses/by-sa/4.0)

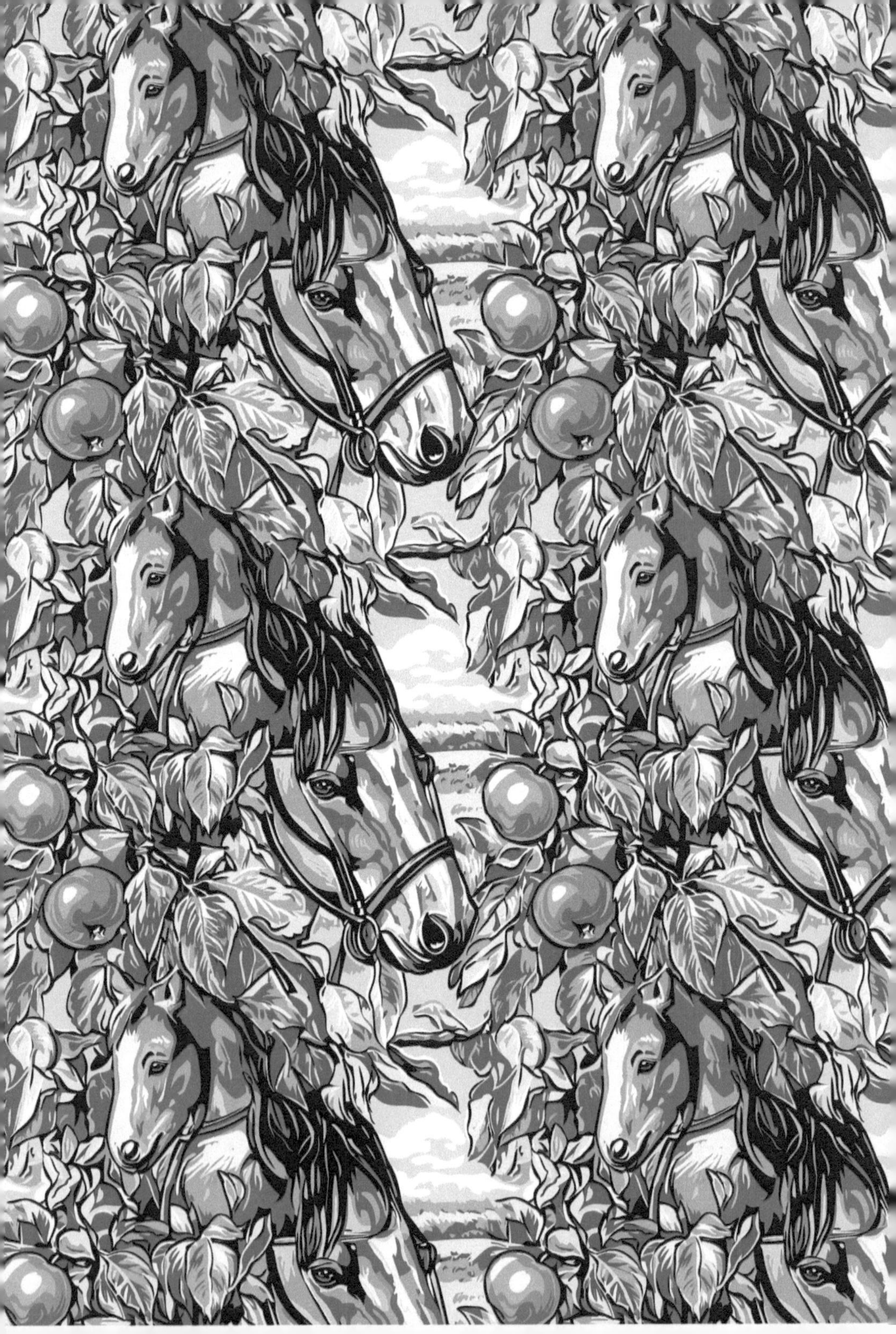